医学会３冠専門医で大学教授の眼科医が極意を伝授

白内障

健康保険のみで広い明視域と快適な視生活を実現

最賢治療法

順天堂大学客員教授・むらかみ眼科クリニック院長
医学博士　村上 茂樹

発行／創流出版株式会社
制作／熊本出版文化会館

はじめに

今から約30年ほど前、眼科病院として日本で最も歴史と権威のある東京都・井上眼科病院の眼科部長時代に、私の知己で地元有力者の方から熊本市の総合病院の眼科の再建を依頼され、同病院の眼科部長として熊本に赴任致しました。その後、同病院眼科の飛躍的な業績の向上に貢献した実績を高く評価され、元宇土市長の故・田代捨己氏より眼科手術医不在であった宇土・宇城、富合、城南、美里などに居住される地域住民の方々のために宇土での眼科の開業を勧めて頂いたことがご縁で、当地にて平成８（１９９６）年に当院を開業し、平成10（１９９８）年には医療法人を設立しました。

これまで多くの誠意ある患者さんの温かいご支持と地域の医師会の先生方の多大なるご支援を賜りながら、当院も開業後27年間で1万２５００例を超える白内障手術をお蔭様で無事に実施して参りました。

この間、手術法においても、当院としての創意工夫による麻酔法、手術方法、手術器具や感染防止システムなどを考案し、特許庁での発明特許や実用新案なども取得し、これらの手術における創意工夫の有用性と手術実績を日本眼科手術学会総会や日本白内障屈折矯正手術学会総会など全国レベルの眼科学会で幾度も講演し、高い評価を頂いて参りました。

第６章で詳しく解説しますが、米国で開発されたわずか2ミリの「極小《ごくしょう》切開法白内障手術（ＭＩＣＳ《ミクス》）」も当院にいち早く導入しました。そして、患者様が最も心配する手術中の痛みを防ぐため、点眼薬麻酔だけでなく、結膜テノン嚢内麻酔と前房内麻酔という方法も併用した「無痛麻酔法」®も開発しました。

さらに、手術前にも自律神経を安定させて不安を取り除き、血圧や心拍数も安定させる効果のあるスーパーライザーＰＸという最新の機器による「温熱眼科療法」®を実施して、手術前の患者さんの不安を取り除き心身の安定化を図っています。

また、切開法においても、創口が弱く術後の感染を起こしやすい「角膜切開」や出血し易い「強膜切開」ではなく、両者の欠点を克服し、手術後は切開線が密着して幻のように消えて見えなくなる「ステルス切開法」®（別名・不知火切開法）を考案しました。さらに、この「ステルス切開法」®の再現性を高め、より確実に実施するための特殊鋼製メスでも実用新案を取得しました。

当地域では高度に進行した核硬化の強い白内障を有する症例も多いため、石のように硬化した核を効果的に乳化吸引して処理する「スプリット＆メルト法」®という技術も開発しました。さらに、熊本で最も進化した超音波白内障手術装置「センチュリオン・ゴールド」の最新版モデルを導入し、同時に緑内障や強度近視などを合併した症例においても、手術中の視神経の保護と眼痛を防止するために有用な低眼圧・低灌流システムを導入して、このような患者さんの視力向上にも寄与致し、大変喜ばれています。

また、乱視の強い患者さんの矯正方法にも、一部の眼科で「デジタル化手術」などとして盛んに喧伝されている高額な機器など必要とせず、カメラの電子水準器を利用して高精度に乱視の軸を決定できる超小型の電子式トーリックマーカーを考案し、特許庁に実用新案として申請し、低コストで高い精度の手術を実施しています。

当地域でも急速な高齢化に伴う白内障の手術適応の高齢者の方々が増えてきていらっしゃいます。このような手術を受ける地域の高齢者の患者様の通院サポートのために環境に優しいハイブリッド車による送迎サービスも実施して、多くの方々に大変喜ばれています。

一方、第2章で詳しく解説致しますが、40代から50代前半の方々がスマホやパソコンなどの長時間の光源凝視により、早期から視力低下が顕著な「前嚢下白内障」という病型を発症し、早い年代での手術を必要とする方が増えていらっしゃいます。さらに、かつて一世を風靡した近視矯正手術のレーシックにおいても、40代後半から50代前半（平均51歳）で白内障の手術が必要となることが明らかになっています。

また、レーシックに代わる形で行なわれるようになった近視矯正手術の眼内コンタクトレンズ手術（ＩＣＬ）についても、手術後に多数の有害事象を生じやすく、特に強めの近視ほど緑内障や白内障などの重篤な合併症を経年後に併発しやすいことが明らかとなり、第2章の（最新のトピックス）に詳しく解説させて頂いています。

そして、現在、対峙しているのが「多焦点眼内レンズ」をめぐる数多くの問題点です。

「多焦点レンズ」という表現から、「高額で良い眼内レンズ」などといった誤解を生じやすいことで大きな混乱と問題を招いています。

この多焦点眼内レンズの数多くの問題点については、第8章で詳しく解説させて頂きますが、私は、何よりも患者さんが白内障に関する眼内レンズについて、十分に正しい情報を知った上で選んで頂くことを願っています。そして、そのために、この本では多焦点眼内レンズに関して、その真実をお伝えすると共に率直な意見を書かせて頂きました。

この第8章では、多焦点眼内レンズについて私が問題と考える①実際の治療効果と副症状の問題、②自費での高額な費用負担の問題について解説すると共に、③個々の多焦点眼内レンズの特質や不快な副症状、そして、高額な価格などについて解りやすく詳しく解説致します。

まず、多焦点眼内レンズでの実際の治療効果における多くの問題点として、多焦点眼内レンズの表面には、レコード状の細かい溝が多数あるため、レンズに入ってきた光が散乱することでボヤケやかすみなど不快な副症状を生じるという大きな欠点があります。さらに、遠方から中間、さらに近方まで同時に多重な視覚情報の処理を常時続ける必要があり、高齢者にとって眼と脳への著しい負担となります。しかも、多焦点眼内レンズによる遠方から近方までの「広い明視域」を獲得するというメリットと「良好なコントラスト視力（鮮明な見え方）」とは対極に位置し、「トレードオフ」（得るものがあれば代償としてその分だけ失うものがある）の関係にあります。

このため、多焦点眼内レンズにより明視域が広がれば見やすい距離は広がりますが、患者満足度で最も重要なコントラスト視力（鮮明な見え方）はその分だけ反比例して落ちていき、副症状も増えていきます。

さらに、夜間の運転の支障ともなるグレア（ギラツキ）、ハロー（光の輪や滲《にじ》み）、打ち上げ花火のように光が四方八方に散らばるスターバーストなどの不快光視現象や日中でも遠方の視力の低下など、さまざまな副症状もあります。さらに、加齢による緑内障や加齢黄斑変性、眼底出血などの眼底疾患やドライアイなどの余病の併発により、遠方から近方まで全距離での顕著な視覚低下が生じます。また、特に他の眼病の合併が無い場合でも、「実際に多焦点眼内レンズを入れる手術をしてみなければ不満例の予測はつかない」という現状も明らかになっています。しかも、不具合の際には通常の保険適用レンズに入れ替え手術をする場合にも健康保険扱いは禁じられており、完全な自費となるなど、さまざまなデメリットがあることも一般の方々にもあまり知られていません。

第2の高額な金額の自費負担の費用の問題についてですが、「保険外併用療養費」といい、使用する多焦点眼内レンズと通常の保険診療の眼内レンズとの差額負担分や説明手数料と手術前後の所定の検査代金などが自費負担の内訳となります。しかし、この「保険外併用療養費」は健康保険法の一部として「実費」としてのみ認められており、眼内レンズの差額などで利益を上げることは禁じられています。

しかしながら、実際には熊本県内でも各眼科施設によって保険外併用療養費が同じ多焦点眼内レンズの製品でも片眼だけで実に2倍以上、金額にして20万円以上も大きく異なる金額差となっていることも問題視されています。

このような経緯と当地域の患者さんが国民年金の受給に依存している方が非常に多い事情にも配慮し、当院では高額な多焦点眼内レンズを勧めることはせず、健康保険のみで可能な高次機能付加価値眼内レンズを利用して、遠方から中間、さらに近方寄りまで広い明視域を裸眼でも確保できる「コンフォート・モノビジョン法」®という新治療法を独自に開発して特許庁の認可登録も経て実施し、多くの患者さんの視力向上に寄与し、喜んで頂いています。

多焦点眼内レンズをめぐる多くの問題点の解決法として考案したこの「コンフォート・モノビジョン法」®

という当院独自の新治療法について、第9章で解りやすく解説しています。

また、第10章においては、丁寧さと安全確実性を求めた最良の白内障手術を追求する当院の具体的な取り組みについて解りやすく解説しています。

今回の著書の執筆に際しては、より精緻で客観的な内容とするため、関連する約20冊以上の書籍や学術論文などの資料を繰り返し精読し、起床後の朝の時間にもCD化した講演集を繰り返し聴いて、単に知識としてだけではなく、潜在意識にまで透徹させるように努めました。

また、原稿も繰り返し校正を行なった上で、法科大学院教授も歴任した顧問弁護士の先生とも幾度も面談を重ねてより明解で根拠ある内容とし、さらに、中国の故事の「推敲《すいこう》」の由来通り、ランニング中や入浴中にもさらに校正を考えながら著書の完成に至りました。

本書は、白内障の治療や手術に対する不安や非常に高額な多焦点眼内レンズの費用などで悩んでいらっしゃる患者さんにも、解りやすく健康保険のみの低額の費用で安心して治療を受けて頂くための一助として、このような患者さんとご家族のための明るい希望の光となることを願う次第です。

最後に、本書の出版に際し、ご指導とご助言を頂きました田中俊夫顧問弁護士先生ならびに著書の編集と出版に多大なご尽力を頂きました熊本出版文化会館の廣島正代表と廣島美智子様ならびに宮崎真由美様と桑本百合恵様に心より感謝申し上げます。また、当院の野田和臣事務長をはじめ全職員、そして、休日にもホテルのビジネスラウンジで著書の執筆に終日取り組むことに理解と協力してくれた家族にも感謝する次第です。

白内障　最賢治療法／目次

4　適切な時期での白内障の手術による「健康な老後」のための数多くの有用性 ……… 48

8 「多焦点眼内レンズ」をめぐる数多くの問題点

1 自分では気づきにくい「白内障」

「私は眼がいいから」と意識しなかったり、「最近ちょっとぼやけて見える」と気にしながらも、老眼や乱視などと決め付けて様子をみている方も少なくありません。でも、年を重ねるとだれしもかかるのが白内障。しかも、放置すると視覚障害だけでなくうつ病と認知症や転倒・骨折なども招きかねない加齢などに伴う眼病です。白内障だけでなく、眼の余病の有無を含めた診察での早めの対応が、老後の快適な視生活の質を左右します。

面倒がらずに、1度チェックしてみましょう。

①白内障の自己診断チェック

1つでも当てはまる兆候があれば、あなたは白内障の可能性があります。できるだけ早めに眼科専門医の受診をお勧めします。

（症状1）

・明るい場所や逆に薄暮や雨の日など、視界が白っぽくかすんで見えづらい
・夜の対向車のライトがまぶしく感じられ、夜間の運転などが不安になってきた

・日中、屋外に出るとぼやけやまぶしさなどで不快な見え方になる
・晴天日の屋外などで逆光で歩いてくる人の顔や風景がはっきりと見えにくい
・パソコンやスマホなどのバックライトがまぶしくて、文字が見えづらい

（解説）

白内障では、視力低下症状だけでなく、逆光状態などで白くかすんだり、まぶしくて急にものが見えにくくなる症状など、とても光に敏感になり、かすみやまぶしさなどで不快に感じるようになります。

（症状2）

・もともと近眼だったが、近ごろ度数が進んでメガネのレンズが分厚くなった

（解説）

近視などで中高年以降もメガネの度数が進行する場合は、白内障の可能性が高いといえます。

（症状3）

・老眼だったのに、一時的に近距離が見えやすくなり、老眼鏡なしでも本が読めるようになった

（解説）

白内障も症状はさまざまですが、夜の月が二重三重に見えたり、一時的に手元が見やすくなる場合がありります。このような核白内障タイプの方は白内障の進行に気づきにくく、対応が遅れて手術が難しく

なってしまいがちなので注意が必要です。

（症状４）

・スマホなどの字が見えづらく、「６と８」「０と９」の区別や「バ」と「パ」、「び」と「ぴ」など、濁点と半濁点の区別がつきにくい

・外出時に遠くの看板の文字が二重に見えて読みづらい

（解説）

眼球内でレンズの役割をしているのが水晶体です。白内障になるとこの水晶体がにごってくるので、ものがダブって見えたりするのです。

（症状５）

・黒色や紺などの同系色の色の識別がしづらくなってきた

（解説）

水晶体のにごりは、色を識別する場合にも影響してきます。黒色と紺色の識別や白地に淡いグレーの識別、あるいは赤色とオレンジ色の識別がつきにくく、洋服の色選びの際や明暗のコントラストがはっきりしない文字などは、どうしても読みづらくなってしまいます。

②老眼は白内障の初期の兆候

高齢化社会の現代では、白内障は50代で約60％、60代で80％以上、70代で90％以上、80代ではほぼ100％の方がかかる眼病です。通常の場合、加齢と共に少しずつ白内障が進み、自分でも気付かないうちに悪化していくため注意が必要です。

そして、白内障の初期症状とも言えるのが、実は老眼なのです。年齢を重ねることにより、老化に伴って眼球の水晶体の弾力が低下していきます。これが老眼の原因なのですが、水晶体の弾力は均一に弱まるわけではなくバラつきができるので、水晶体が歪みのあるレンズに変化してしまいます。このため、老眼が乱視を伴いやすく、見ようとするものがダブって見えたり、光をまぶしく感じたり、眼がかすんだりと、視生活に不自由を感じ始めたら、白内障を疑って早めの眼科専門医への受診をお勧めします。老眼から白内障の発症へと自覚症状に乏しく、他の余病も知らない間に病状が進行していることがあるからです。

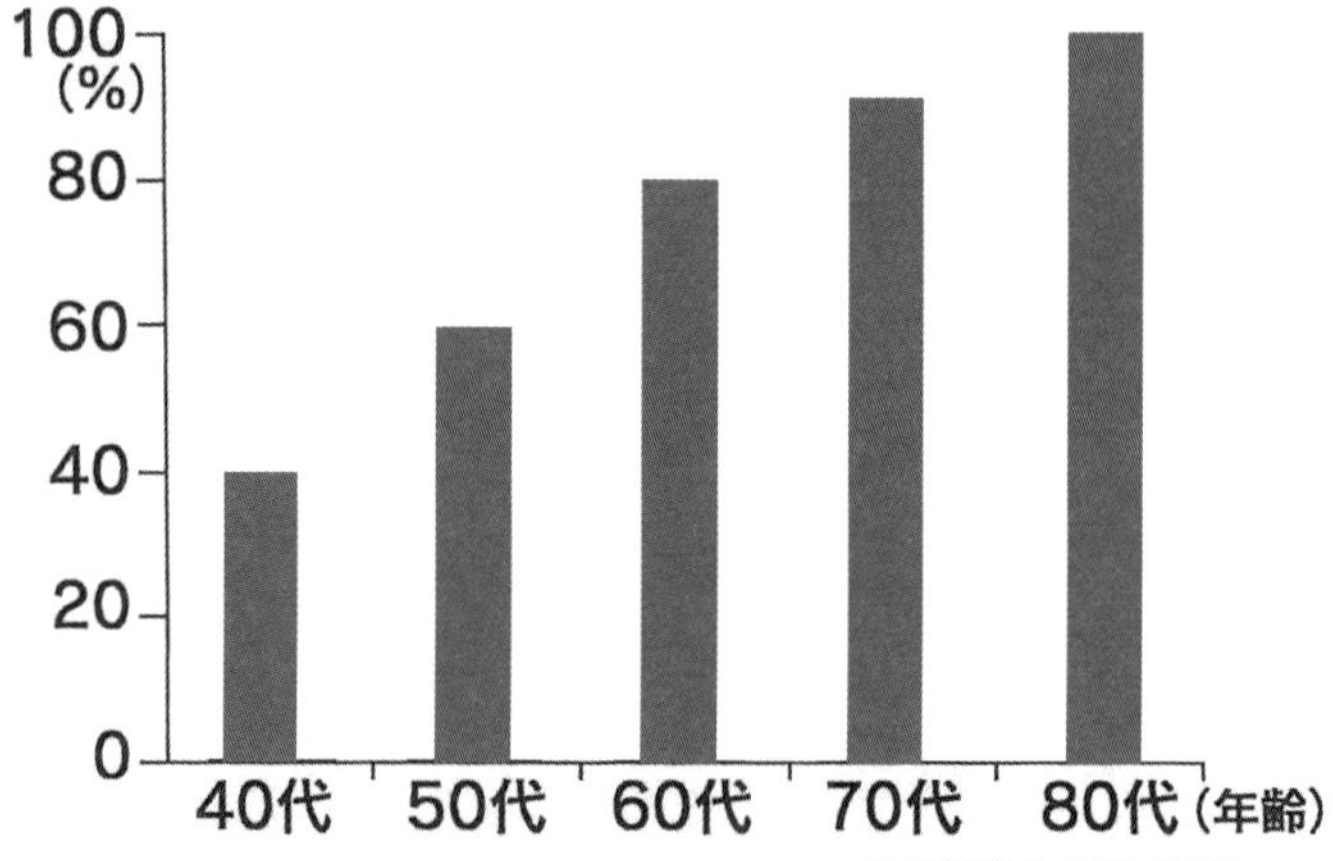

（戸張幾生氏による）

白内障の罹患率

2 白内障とは、誰もが逃げられない眼病

（1）白内障とは？

・白内障は誰もが罹《かか》る眼の加齢病で、全世界の視覚障害原因の第1位

白内障は特別な人がかかる病気ではありません。白髪やシワ、体力の衰えと同じように、どんな人でも加齢とともに進行していく老化病の中でも代表的な眼病です。そのため「年を取ったら普通のことだから」とそのまま放置したり、諦めたりしている方も多いようです。

ところが、白内障には思わぬ落とし穴があり、単なる見え方の質の低下のみならず、生活の質（ＱＯＬ）にも多大な支障を及ぼします。すなわち、放置すると寿命や病気の発病にも密接に影響するとともに、睡眠の質の低下や脳の認知機能の低下、歩行速度の低下による足腰の老化を早め、心身ともに健康に悪影響を及ぼすことが明らかになっています。

①白内障の罹患率は100％

・脳や足腰の老化を早め、認知症や寝たきりも招く白内障の「放置」

人間の感覚の中で最も大切な「見る」という器官の衰えは、日常生活に支障をきたすだけではありません。まず最初に影響が出やすいのが、健康寿命に密接に関係する歩行速度などの運動機能の衰えです。

視力が落ちれば周りの状況が把握しにくくなり、的確な動作がしづらく、動くのをためらうことも多くなります。特に急な素早い動きができなくなり、とっさの場合の反応も鈍くなって思わぬ事故につながる危険度も増してくるのです。また、足元が見えにくくなるため転倒しやすくなり、骨折や寝たきりになる可能性も大きくなります。

英国で70歳以上の女性患者さんを調べたところ、白内障の手術を受けた人は放置していた人に比べて、転倒のリスクが4割も少なかったという研究結果が出ています。

また、米国では65歳以上の白内障の患者さんで手術を受けた人と放置した人を比較した結果、白内障を放置した人は最も寝たきりになりやすい股関節骨折（大腿骨頸部骨折《だいたいこつけいぶこっせつ》）のリスクが著しく高くなることが分かりました。そして、白内障の手術をすることにより、3割近くも骨折のリスクが低下したことが報告されています。

米国老年学会の雑誌で紹介された研究報告では、白内障を放置している人が交通事故を起こすリスクは2.5倍も高いということです。高齢者の運転が問題視される大きな原因の1つが、白内障の放置による動体視力の低下です。視力そのものは免許更新が可能であっても、動体視力が低下すると事故につながりやすくなるのです。しかし、白内障手術をすれば、視力も動体視力もともに向上する可能性が高まり、交通事故のリスクも顕著に下がります。

白内障の放置は体への影響だけでなく、実は脳や心の精神的な機能の障害とも密接に関連しているのです。特に睡眠の質の障害（睡眠障害）は、寿命や病気の発症にも大きく関わってきますが、睡眠障害に悩む患者さんが白内障手術をすることにより、約60％もの方に睡眠障害の改善が見られたことが判明しています。その原因として、眼は画像と光を網膜から脳、そして全身へと伝える機能がありますが、白内障手術により光受容体の機能が増強し、体内時計を通して全身の生理機能が改善したことが認められています。さらに、視機能の向上による認知機能の改善、うつの予防や症状軽減の効果も報告されています。

実際、白内障の高齢者の多くは「うつ」状態になっており、中には認知障害（ＭＣＩ）を合併しているケースも多く、放置することで悪化していきます。

その理由は、普段、私たちは身の周りの情報の約90％以上を眼（視覚）から得ているからです。眼は「情報の窓」であり、この働きが衰えてしまうと、毎日の生活から活気が失われていき、「うつ」状態や認知障害に陥ってしまうことも非常に多いのです。

もう少し具体的にお話ししましょう。白内障が進行すると、テレビやＤＶＤを見たり本や新聞を読む、美術を鑑賞する、あるいはウォーキングや散歩を楽しむといった趣味や娯楽も存分に堪能できにくくなり、全てが面倒になってきてしまいます。その結果、外出や人に会うことも嫌になり、動作が緩慢になって精神的にも「うつ」となり、さらに活動範囲も狭まって、いわゆる「引きこもり」状態に陥るという事態になるのです。これは現在の高齢者医療の中でも特に問題となっています。中でも気をつけなければいけないのが「認知症」です。

白内障を放置することで、光を感知する脳の機能の低下や視力の低下によって情報量が顕著に減少し、脳への刺激が減ってしまうと、脳はすぐに廃用性委縮（使われなくなった脳の一部が縮んでくること）を起こしてくるからです。

内閣府が２０１７年に出した『高齢社会白書』によると、近い将来65歳以上の高齢者の5.4人に１人程度が認知症になると予測されています。

②60代で８割以上、70代では９割以上がかかっているが、必ず治せる眼病

「ある程度の年齢になったら、眼がかすんだりぼやけたりしてくるのは当たり前だ」と半ば諦めていませんか？

歩行中に足元の段差や石などに気付かずにつまずいたり、夜間や早朝・薄暮、雨の日などの車の運転中にぼやけやかすみで見づらく、危険に気付くのが遅れて困るという方、家族と旅行をしてもせっかくの風景がかすんだりぼやけて見えるので一緒に楽しめずにがっかりしたという方、年だからと諦めることはありません。

見えづらいのが白内障のせいだとしたら、必ず治せる病気だと考えてください。まず、白内障とはどんな眼病かを知ることから始めましょう。

③白内障は高齢者だけでなく、40代からすでに発症している

・老眼は、実は白内障の初期症状で、水晶体の弾力が低下して白濁が進む
老眼は40代ぐらいから気になり始めますが、白内障については60代や70代になるまでは気にしない方がほとんどです。ところが実は、40代で白内障にかかる方も近年増えているのです。

白内障の初期は、老眼の症状とよく似ているため、自分が白内障にかかっているとは思いもよらない場合

が多いのです。特に、パソコンやスマホのブルーライトを長時間じっと見つめていることの多い現代人にとって、白内障はもっと気にすべき眼病だと言えるかもしれません。というのは、最近は30代から発症する「若年型白内障」が増えてきているからです。

また、近視の手術であるレーシック、眼内コンタクトレンズ（ICL）手術を受けた患者さんでは、40代後半から50代前半で白内障手術が必要となることも多く、大きな問題となっています。

④40代以降での近視の進行は「核白内障」が原因

近視というのは、体の成長に伴って眼軸《がんじく》が延びることで進行し、思春期が過ぎて成長が止まると視力は安定してきます。ところが、40代以降でも近視が進行してメガネを替えなければならない人もいます。そういう場合は、「核白内障」の影響による近視の進行が大半を占めているのです。

「核白内障」とは、眼の中にある水晶体の中心部分である「核」が少しずつ硬くなっていくタイプの白内障で、進行するにつれて近視も進んでいくのです。

（2）白内障はタイプ別に多彩な病状が現れます

①白内障では「かすみ」や「ボヤケ」「まぶしさ」など、光に敏感になる

天気の良い日に散歩やウォーキングなどを始める際など、日陰や建物の中から急に明るい所に足を踏み入れた時、一瞬ものが白っぽくかすんで見えにくく感じることはありませんか？　向こうから歩いてくる人の顔が、

逆光だとかすんでよく見えなかったり、車の運転などでも、日中はあまり気にならないのに、夜になると対向車のライトがまぶしくて一瞬見えにくくなり、ヒヤリとするということはありませんか？

白内障にかかると光に敏感になり、眼のかすみやボヤケ、まぶしさなどが気になり始めます。そんな時は眼科専門医で診察を受けましょう。

②ものが二重にダブって見える症状でも白内障を疑う

中高年者の方で「最近、ものがダブって見えるけど、乱視になったのかも」とおっしゃる方がいます。月や星が二重、三重に見えたり、小さな文字の濁点と半濁点などの区別がつきにくい、数字の3と8、5と6の判別が少し見づらくなってきた、スーパーで食品の原材料表示を見ても文字が小さすぎて滲《にじ》んで見える、という場合は白内障の発症を疑い、眼科専門医を受診することをお勧めします。

老眼が進むにつれて眼の中の水晶体が硬くなり、しかも弾力性にバラつきが出るため視界が二重、三重に見える乱視の症状も強く出やすくなります。このように、老眼は白内障の前段階の病状でもあり、乱視も合併しやすく注意が必要なのです。

③老眼が軽くなり、近くが見えやすくなる「核《かく》白内障」にも要注意

白内障にもいくつかのタイプがあり、特に遠視の方はそれまで見づらかった手元が急にメガネなしでも見えるようになり、「老眼が治った」などと勘違いする場合があります。しかし、これは白内障（核白内障）が原因で、

水晶体の屈折率が高くなり、近視化することで遠視が軽くなったために起きる現象で、一時的なものです。しかし、核白内障は進行が速いので、放置は禁物です。老眼や遠視が良くなってメガネが合わなくなったら、早めの受診がお勧めです。

④白内障では視界の鮮明度（コントラスト）が不良になり、ボヤケたりかすんで見えにくい

眼球の前方に位置してレンズの役目を果たす水晶体は、若いころは無色透明ですが加齢とともに白く、あるいは黄色く濁ってきます。これがいわゆる白内障の症状で、視界がボヤケてかすんでくるのです。

白内障が進むと、水晶体の色も透明さを失って黄色から褐色に変化して弾力も失われていきます。こうなると視界の鮮明度（コントラスト）が落ちて、例えば薄いグレーと白、白と黄色、黒と群青色など、同系色の識別がはっきりとしづらくなります。

〈最新のトピックス〉

話題の「近視矯正手術」（ＩＣＬやレーシック）も白内障と緑内障の原因に

１　レーシック手術について

これまでに盛んに行なわれてきた近視矯正のための人気のレーシック手術の件数も、かつての約10分の1までに減少しています。

レーシック手術といえば、かつては厚労省承認の「錦の御旗」の下に大々的に宣伝もされて、一世を風靡していました。しかし、レーシックは360度角膜を切開するため、ドライアイやコントラスト視力（視覚の鮮明度）の低下など、さまざまな副症状や合併症などが問題視されてきました。さらに、北里大学医学部眼科の清水公也名誉教授により、40代後半から50代前半（平均約51歳）ですでに白内障が早期に進行して白内障手術が高率に必要となることが、世界でも権威ある学術雑誌で報告され、大きな衝撃となりました。

このような理由と経緯から、レーシックの手術件数はかつての約10分の1にまで顕著に減ってしまったのです。

2　ＩＣＬ手術（眼内コンタクトレンズ手術）

これに代わる形で行なわれるようになったのが、眼内コンタクトレンズ手術（ＩＣＬ手術）です。この手術はレーシックのような高額な器械を使用せず、白内障を行なう施設で同様な方法で手術ができます。その上、白内障手術の手技の一部のみで、かつＩＣＬのレンズを挿入するという手技だけで済むため、導入しやすい面があります。さらに、このＩＣＬの製造販売元である「スター・ジャパン合同会社」主催の講習会に出て、認定を受ければ容易に手術を実施できます。そのために、一部の眼科施設で導入されて盛んにＩＣＬ手術が喧伝されています。

ちなみに、この「スター・ジャパン合同会社」というＩＣＬのメーカーは、これまで少なくとも日本の約75人以上もの眼科医に対して、自社の眼内レンズを使用した白内障手術の動画を作製する契約を結んだ上で、患者さんに無断で手術動画の提供を受け、契約した眼科医に総額２１４５万円もの現金を渡したとの問題で摘発を受けました。さらに、医療機器業公正取引協議会による調査で、「景品表示法」の法律に基づく自主規制に違反した販売促進目的であったことが認定され、最も重い「厳重警告」処分を受けました。このため、同社は白内障用眼内レンズ製品の業界から完全撤退を余儀なくされています。

3　ＩＣＬ手術の問題点

しかし、ＩＣＬについても、緑内障の専門医を含む多くの眼科医から、ＩＣＬに伴う合併症による深刻な問題点が数多く指摘され、「ＩＣＬ手術を勧めない」との意見が多くなっています。

①　緑内障の専門医の方々がＩＣＬ手術を勧めない第１の理由として、一晩のうちに視野障害や急性の失明を生じさせることもある「急性緑内障発作」（急性閉塞隅角緑内障）を誘発するリスクがあるためです。

少し専門的な話になりますが、眼内の異物であるＩＣＬは、水晶体前面のすぐ手前に移植されるため、水晶体が年齢よりも早く膨隆しやすいなどの原因でＩＣＬが水晶体により前方に押し出され、ＩＣＬのエッジ（端の部分）で虹彩（茶目）の付け根を直接圧迫して、眼の中を循環する水（房水）の排出口（隅角）を閉塞させてしまうのです。そのために、眼圧が急激に上昇し視神経を圧迫して一晩で視野障害や失明に至ることもある「急性緑内障発作」（急性閉塞隅角緑内障）を誘発してしまうのです。

このような事例は決して人ごとではなく、実際に鹿児島大学医学部眼科の山下高明客員教授による九州眼科学会での報告

ICL手術後の眼の構造

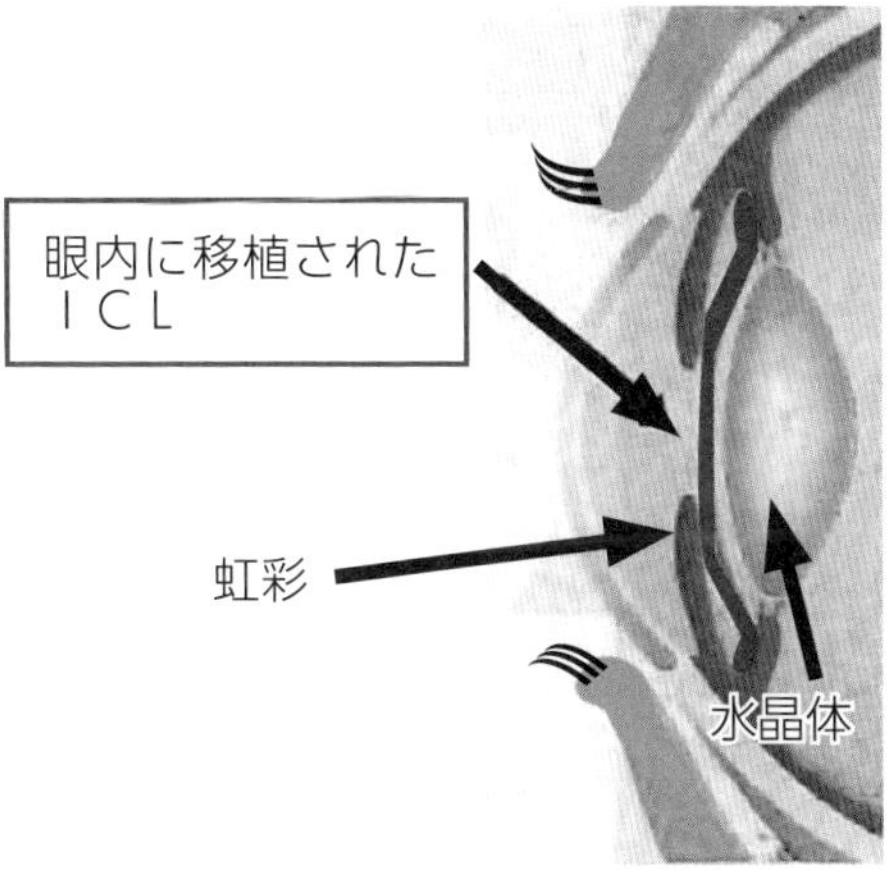

を含め、国内外で報告されています。

②　緑内障専門医の方々がＩＣＬを勧めない第２の理由として、「色素性緑内障」を引き起こすリスクがあります。ＩＣＬが虹彩の裏面と接触しているため、１日で２万回以上する瞬目（まばたき）などの日常生活の動作や、視界の明暗により瞳孔の大きさが変化する際などに、ＩＣＬと虹彩がこすれて虹彩の色素が眼内に散布されることが挙げられます。これにより、房水の排出口である隅角に散布した色素が溜まり、目詰まりが生じて経年後に眼圧が相当な高値にまで上昇して、視神経が圧迫されて視野が障害されていく「色素性緑内障」を起こすのです。

この「色素性緑内障」も、ＩＣＬ手術後に数年以上経過してから発症し、徐々に眼圧が上昇するため、かなり高い眼圧が長く続いても少しかすむ程度で自覚症状が乏しいのです。そのため、気付いた時には視神経が高度に傷付き、緑内障がかなり進行していて、顕著な視覚障害を発症することが明らかになっています。

事実、ＩＣＬ手術後の「色素性緑内障」の発症については、権威あるアメリカの眼科学会の学術雑誌（American Journal of Ophthalmology.）にも掲載され、詳細に報告されています。

③　同時に、眼内の異物であるＩＣＬと水晶体前面の周囲組織が接触していることで、水晶体が細かいボディーブローを受け続けるような物理的刺激により、早期に瞳孔（ひとみ）領域の「前嚢下《ぜんのうか》白内障」を発症することも明らかになっています。

④　しかも、強めの近視の人ほど緑内障となるリスクや早期に白内障となるリスクが、もともと高いことが知られています。さらに、すでに緑内障が発症している眼にＩＣＬが挿入されているケースも多くあり

ます。事実、当院を受診した複数名の緑内障の患者さんに、他院でのＩＣＬ手術の施行が確認されています。

一方で、花粉症などのアレルギー性結膜炎とアレルギー性眼瞼皮膚炎、あるいはドライアイなどで、眼や顔をこすったり触ったりする習慣のある患者さんがＩＣＬ手術をされた場合に、ひときわこのような緑内障や白内障などの重篤な合併症を起こすリスクが非常に高いことも知られています。

しかし、通常の症例でも、強めの近視の方ほどＩＣＬ手術後に「白内障」、「緑内障」や「眼圧上昇」などのさまざまな合併症を起こすリスクが特に高いことと、「網膜剥離」などの網膜疾患を発生しやすくなることも判明しています。

事実、ＩＣＬの製品説明書にも「有害事象」としてのＩＣＬ手術による眼病の合併症として、前記に挙げた緑内障と白内障や網膜剥離などをはじめ、実に41以上もの手術後の眼病の合併症を発症するリスクがあることが明記されているのです。しかも、強めの近視の症例ほど、ＩＣＬの手術後に「白内障」と「緑内障」、「眼圧上昇」や「網膜剥離」などの眼底病変など、より多くの合併症を起こすリスクが特に高いことも併記されているのです。

また、ＩＣＬ手術によるこのような合併症を起こした場合、手術後も視覚障害が残るとともに、ＩＣＬを摘出した際もＩＣＬ手術の費用（両眼で約72万円）はもちろん戻ってきません。さらに、ＩＣＬ摘出の費用もすべて自費となるため、ＩＣＬ手術の費用と手術時のリスクだけではなく、手術後の合併症のリスクとＩＣＬ摘出時の費用についても、併せてＩＣＬ手術前に事前確認しておくことが必要です。

4　ＩＣＬレンズの改変について

近年、ＩＣＬのレンズの中央にごく小さな穴を開けた製品に改変され、ＩＣＬの手術後の重篤な合併症である「急性緑内障発作」の発症率を下げる目的で、虹彩（茶目）に事前にレーザーで穴を開けるレーザー虹彩切開術を行なう必要性が少なくはなりました。しかし、これまで述べたような経緯から、「色素緑内障」ならびに「白内障」などの合併症のリスクは変わらず、ＩＣＬのエッジの圧迫による「急性緑内障発作」（急性閉塞隅角緑内障）の合併症のリスクも低減されたわけではありません。

5　ＩＣＬ手術と眼科医の倫理

もともと、「屈折異常」以外に眼の病気のない通常の近視の方は、メガネやコンタクトで矯正すれば正常な視力が得られます。

現に、日本眼科学会による屈折矯正手術ガイドライン（第7版）においても、ＩＣＬなど近視矯正手術の対象は、メガネやコンタクトの使用が困難な場合や医学的に合目的な事由が存在する場合に限られています。

それなのに、経年後に重篤な視覚障害をもたらすさまざまな眼病の併発のリスクを背負って、安易にこのようなＩＣＬ手術がなされることが重大な問題となってきているのです。しかも、水晶体の周囲組織や虹彩とＩＣＬなどを含む眼内異物との接触によって、「白内障」が発症したり「急性緑内障発作」や「色素性緑内障」が発症することは、眼科医ではすでに常識となっています。

それにもかかわらず、ＩＣＬ手術をしたタレントや眼科医などを広告塔としたＣＭやインスタグラム、広告などの記事に加えて、「もうメガネやコンタクトから卒業しませんか?」などとＩＣＬの表面上の利便性や快適さのみを強調した上で喧伝する眼科施設もあります。このような広告などの記事には「あくまで個人の感想です」との付記が「景品表示法（優良誤認）」の法律で義務付けられていますが、それすらしていない眼科施設もあります。

このため、このようなＩＣＬ手術についてのＣＭやインスタグラム、広告などの記事に惑わされた近視の患者さんが、ＩＣＬ手術後の「緑内障」や「白内障」をはじめ、さまざまな多くの合併症のリスクをよく理解しないまま、安易にＩＣＬ手術を受ける傾向が顕著となり、非常に憂慮される事態となっています。

さらに、ＩＣＬ手術後から数年経過して若年性の白内障を生じた場合に、高額な多焦点眼内レンズを勧める眼科施設もあり、このような眼科医の倫理性も問題となっています。

６　ＩＣＬ手術に関わる医療訴訟

このような経緯から、他に眼病がある場合でのＩＣＬ手術は論外ですが、「屈折異常」以外には病気のない「近視」に対するＩＣＬ手術においても、手術後に眼病を発症した場合には医療訴訟になる可能性があります。その場合には、手術医と眼科施設が問われる責任は非常に重いものになると推察されます。

（３）白内障を防ぎ抑える生活術

①白内障など、眼の老化の原因の「糖化」を抑える生活術

白内障など、眼と体の老化の原因として、「糖化」と「酸化」という生体内現象が強い影響を及ぼすことがわかっています。

白内障を招く意外な原因の中に、甘い物や果物好きなど糖質を多く摂る人の血糖値が上昇しやすく食後食後高血糖や糖尿病を招く危険があるのはご存じの通りです。特に日本人は欧米人に比べて食後高血糖になりやすい「隠れ糖尿病」の異名をとる体質の方が多いことが知られています。このような食後高血糖や糖尿病の人は比較的若いうちから白内障が起こりやすく、症状も悪化しやすいことがわかっています。その原因になるのは、高血糖によって体内に発生するＡＧＥ（終末糖化産物）という悪玉物質による「糖化」という生体内現象です。

高血糖になると、過剰に増えたブドウ糖は、眼だけでなく血管や脳、心臓や腎臓、皮膚などの主成分であるタンパク質に付着して変質します。この変質したブドウ糖とタンパク質の結合したものがＡＧＥの正体なのです。この悪玉物質のＡＧＥは体の各組織に溜まって細胞に炎症をもたらし、老化の促進に関与しています。このため、ＡＧＥは眼内の水晶体が濁って白内障を引き起こしたり、網膜にも溜まって加齢黄斑変性などの眼病の原因となることにも深く関わっています。

すなわち、水晶体ではその大部分を占めるクリスタリンという透明なタンパク質にＡＧＥが付着して、水晶体の透明性が低下して白濁し、白内障を招いてしまうのです。

このような糖質とタンパク質が結合したＡＧＥは体の「コゲ」にあたり、一旦ＡＧＥが生じると元の糖質とタンパク質に戻ることができず、体の中にどんどん溜まっていきます。

このようなＡＧＥが付着した「糖化」の原因によって、若年から発症し進行も早い白内障が近年特に増加し、大きな問題となっています。

この「糖化」の防止対策として、血糖値の上昇をできるだけ抑えて体内のＡＧＥの発生を防ぐ「糖質制限食」という手法が推奨されています。そのポイントはいくつかありますが、最も大切なのは、ご飯やパン・めん類などの炭水化物や和菓子、チョコレート、ケーキやスナックなど砂糖がふんだんに使われた菓子類を控えることです。

糖質を控える一方で、糖質制限食では魚介類・肉類・豆腐・納豆・チーズなどのタンパク質や脂質をしっかりと摂ることも推奨されています。こうした食品は、血糖値にほとんど影響しません。ちなみに、どうしても甘い物を食べたい時には、血糖値が上昇しないパルスイートなどのカロリーゼロの甘味料を利用するのが賢明です。

また、糖質制限食を実行すると同時に、ＡＧＥを多く含んでいる食品を避けることも大事です。直火で焼いたり油で揚げたりした食品では、食品中のタンパク質と糖が糖化反応を起こし、ＡＧＥが著しく増加します。特に要注意なのが、肉や魚の「コゲ」です。このような「コゲ」の部分には高い濃度のＡＧＥが含まれているので、極力食べないようにしましょう。

こうしたことから、食品を調理する際には、コゲ付かずＡＧＥの発生量が比較的増加しにくい「蒸し料理」

か「ゆで料理」の割合を多くすることが推奨されています。そのほか、生で食べられる刺身や野菜サラダなども積極的に摂取することが奨められます。

こうした食事習慣を実行することにより、体内に蓄積するＡＧＥを減らして「糖化」による眼と体の老化を抑える効果が期待できるので、白内障や加齢黄斑変性、緑内障などの中高年の眼病予防の対策としてもお奨めします。

②白内障や緑内障悪化の元凶を消す、国内初の「水素ガス温熱眼科療法」®

当院では、白内障や緑内障、眼底疾患（糖尿病網膜症、眼底出血、加齢黄斑変性、網膜色素変性）などの治療に有効な「水素ガス吸入療法」と「近赤外線温熱治療」を併用した国内初の「水素ガス温熱眼科療法」®を導入しています。痛みも苦しさも全くなく、非常に有効な治療法です。

「水素ガス吸入療法」とは、１分間吸入するだけで水素水３トンを摂取した場合と同じ作用が得られる「高濃度水素ガス発生装置」によって、多量の水素を体内に取り込む治療法です。この水素は、病気の約90％の元凶とされている「悪玉活性酸素」（ヒドロキシラジカル）を体から消去、排出して免疫力を高め、人間が本来持っている治癒能力を最大限に高めることで、眼と体の病気を予防し、進行も抑えることができます。

これに併せて行なう「近赤外線温熱療法」（スーパーライザーＰＸ）は、首の根元にある星状神経節という領域に近赤外線を照射し、視神経や眼底の網膜の血流を顕著に改善する治療法です。この方法は、白内障や緑内障、眼底の網膜の病気に有効であることが医学的に証明されており、眼病の予防と治療に目覚ましい相乗効果が生み出されます。

　このように、痛みも苦しさも皆無の「水素ガス温熱眼科療法」®は、多くの患者さんに「眼と体がとても楽になり、気分までよくなった」と喜んでいただき、優れた有効な眼と体の治療法として高く評価されています。

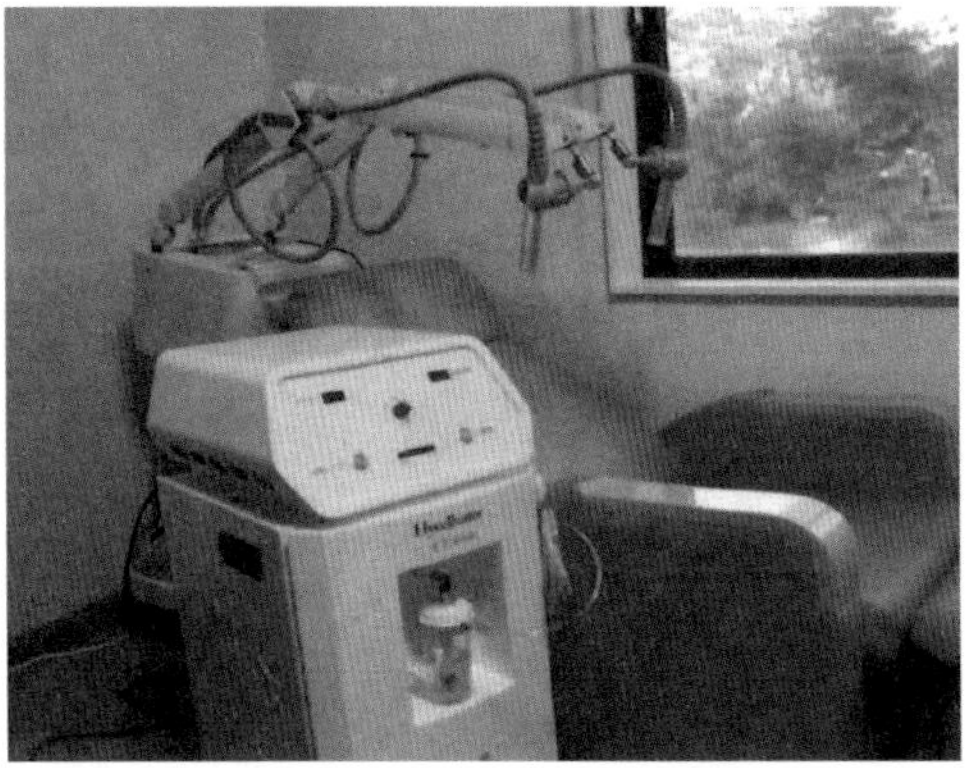

当院（むらかみ眼科）の「水素ガス温熱眼科療法」®治療室

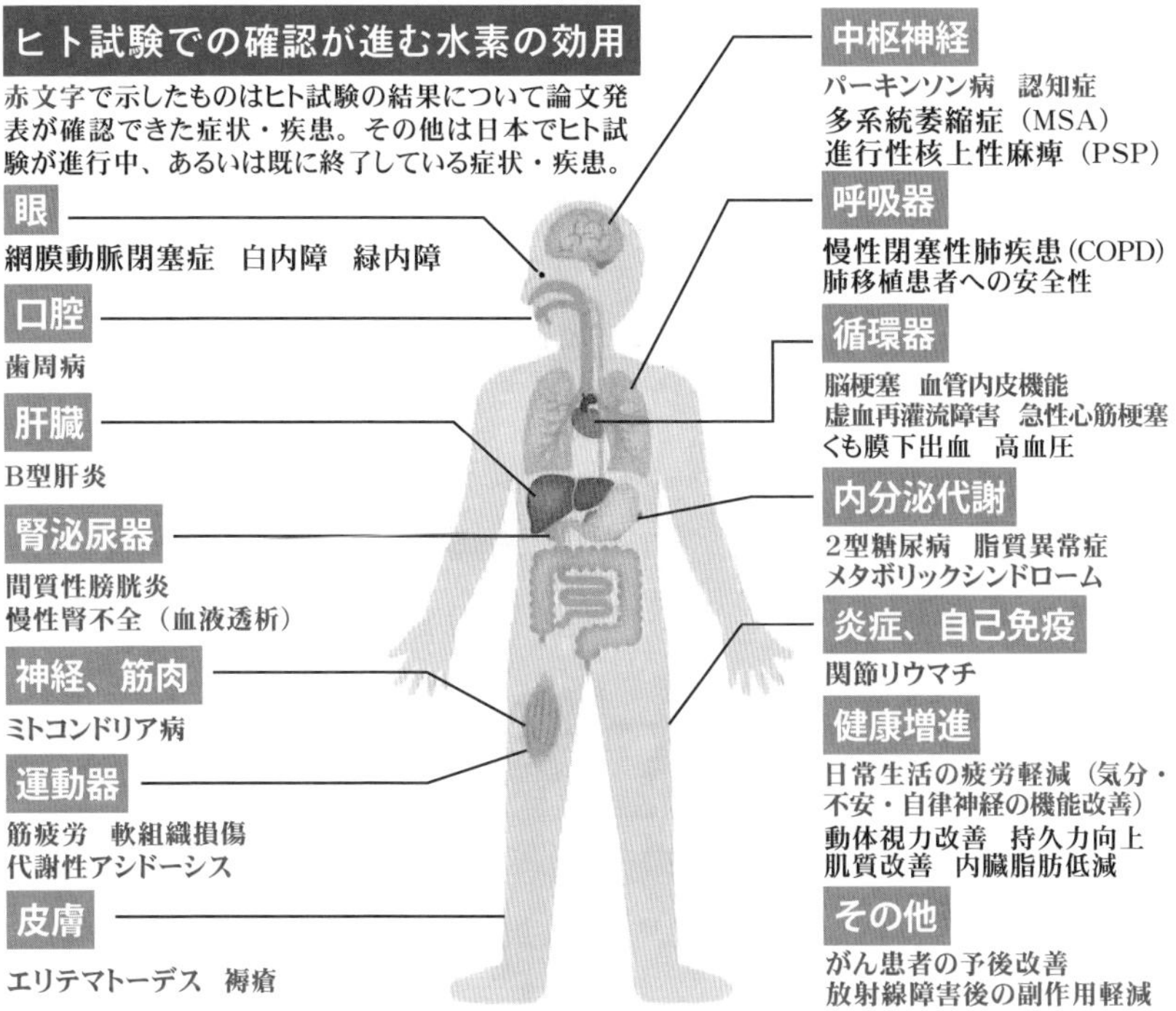

3 白内障はすべての人に発症します

老眼デビューは白内障の初期症状で、進行に注意が必要

①白内障は水晶体が濁る病気です

・白内障はなぜすべての人に発症するのか？

白内障は、眼内の水晶体が濁ってしまう病気です。カメラにたとえると、レンズに当たるのが水晶体で、眼球前面の角膜や虹彩の内側にあり、外から入ってくる光を屈折させて網膜（フィルムに当たる部位）に結像させる働きがあります。

大きさは直径9ミリ、厚さ4ミリほどで凸レンズの形をしており、中心部の「核」を「皮質」が取り巻いています。さらに、レンズ全体は「嚢《のう》」という薄い透明な膜に覆われており、膜の前面が「前嚢」、後面は「後嚢」と呼ばれています。

水晶体の中身は、本来は透明でタンパク質

正常な眼球

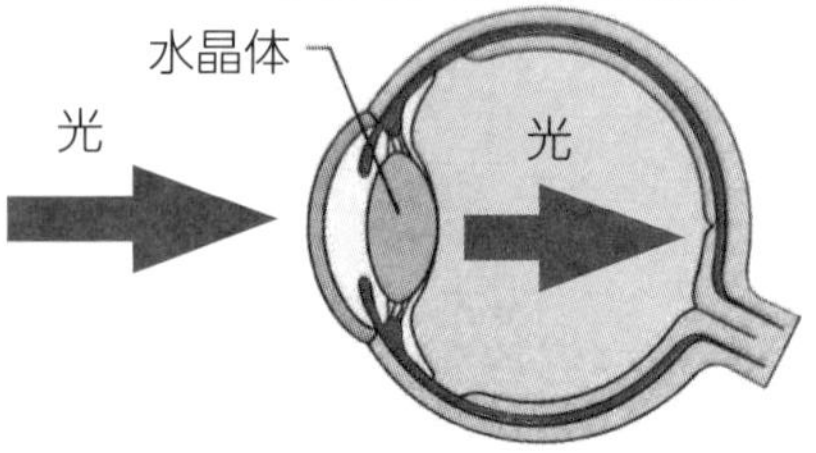

水晶体は透明で、光をよく通す。

白内障の眼球

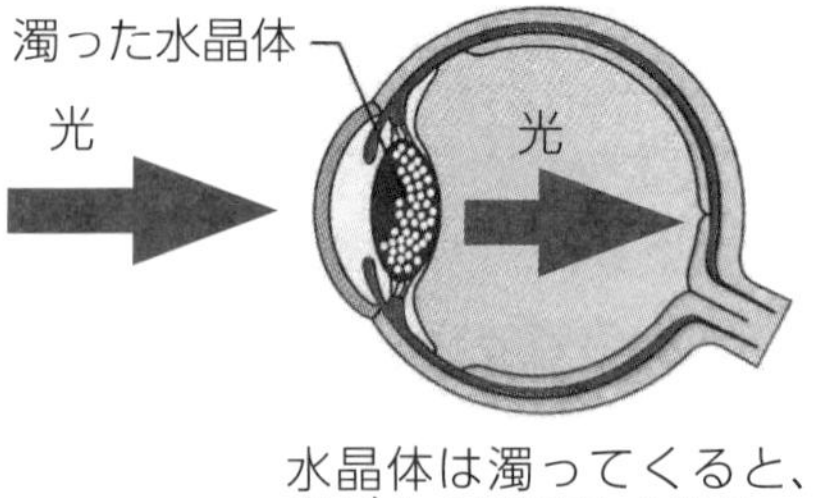

水晶体は濁ってくると、光がよく通らなくなる。

や水分などから構成され、光をよく通します。ところが、加齢に加えて紫外線やブルーライトなどの「酸化ストレス」や糖尿病など高血糖による「糖化ストレス」などの影響によってタンパク質が変性して濁ってくると、光がうまく通過できにくくなり、光が乱反射して網膜に鮮明な像を結ぶことができなくなるのです。その結果、かすみを強く感じたり、まぶしくなったり、ものが二重、三重に見えたりして視力が低下していきます。

一度濁った水晶体は元の透明な状態には戻せないため、毛髪が白くなっていくのと同様、加齢とともに白内障の方は増えていくのです。

・白内障は進行性の眼病です

白内障はさまざまな原因で起こります。紫外線などの光刺激や放射線やアトピー性皮膚炎などでの「酸化ストレス」（活性酸素）による影響と、中高年の方に増えている食後高血糖や糖尿病などの「糖化ストレス」による影響が主な原因として挙げられます。あるいは、眼のケガなどの過去の外傷による合併症や、眼をよくこする習慣などによる物理的刺激なども原因として明らかになっています。

さらに、近年ではスマホ、パソコンなど端末画面の長時間の凝視によるブルーライトの影響などで、比較的若中年層の40代〜50代でも早期に発症するケースも急増しています。また、第2章の（最新のトピックス）で詳しく解説した通り、近視矯正手術であるレーシックや眼内コンタクトレンズ（ＩＣＬ）手術を受けた方が、経年後に「若年性の白内障」や「緑内障」を発症することが明らかになっています。しかしながら、高齢化が加速する我が国で最も多い原因は、加齢によるもので「加齢性白内障」と呼ばれます。

加齢性白内障は当然のことながら高齢の方ほど発症率は高く、40代で約40％、50代で約60％、60代で約80％、70代で約90％、そして80代ではほぼすべての人が発症するといわれています。

ただし、ゆっくりと進行していくことも多いため、悪化には気づきにくいのです。自己診断で「老眼の度が強くなった」などと勘違いして放置する方も多いようです。しかし、確実に進行していく進行性の眼病なので、老眼が始まる年代になったら「自分は白内障予備軍である」との自覚を持つことが大事です。

②白内障の４タイプの濁り方で変わるさまざまな症状

白内障は初期段階ではほとんど自覚症状はありませんが、濁りの度合いが進んでくると見え方に違和感が生じてきます。例えば、眼がかすんだりまぶしく感じたりして、ものが見えにくくなる症状が一般的です。これは先述したように、水晶体が濁ったために光が乱反射するからです。

白内障が進行していくとかすみが次第に強くなり、曇りガラスを通して見るように白っぽくかすんで見えるようになっていきます。

ただし、白内障の進行は個人差が大きく、また水晶体の濁る部分によって症状の出方も違ってきます。

これから、濁り方の違う４タイプをご紹介しましょう。

1　皮質《ひしつ》白内障

（特徴）

・白内障で最も多く初期には自覚症状が出にくい。

・濁りがいったん瞳孔内まで届いてしまうと視力低下症状の進行が早い。

一般的な加齢性白内障の場合、水晶体の中で核の周辺を囲んでいる皮質部分から濁り始めるケースが最も多いのです。それも、外から内側に向かってクサビ形に白っぽく濁ってきます。これを「皮質白内障」といいます。

初期の段階では中心部の「核」がまだ透明なため視力低下などの自覚症状が現れにくく、濁りが中心部まで達するのに何年もかかるため白内障だとはなかなか気づきにくいのが特徴です。

水晶体の混濁部分と症状

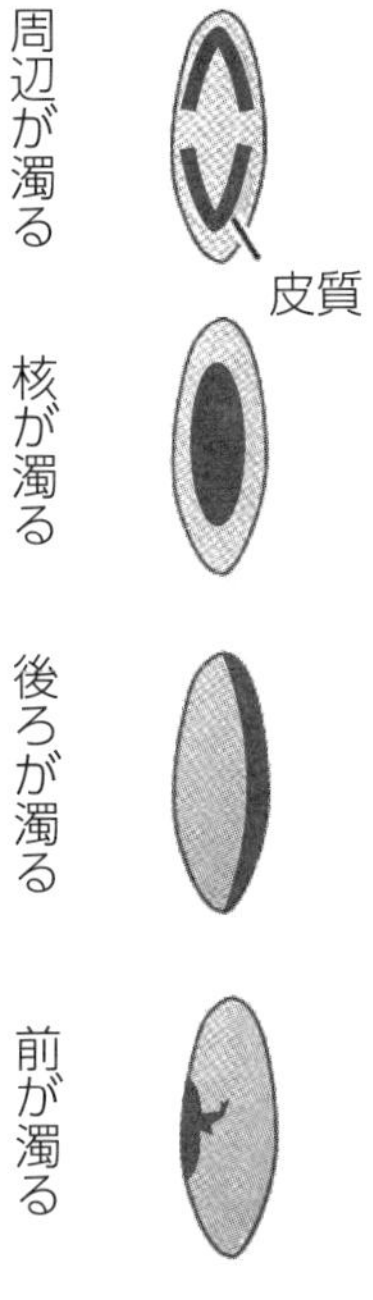

〈皮質白内障〉
皮質の周辺から濁る
水晶体の周辺の皮質部分から濁るタイプは、初期に症状があらわれにくい。

〈核白内障〉
核の部分が濁る
水晶体の中央にある核が濁るタイプは、一時的に近く見えるようになり、その後、目がかすむ。

〈後嚢下白内障〉
後の部分が濁る
水晶体の後嚢と接した部分から濁るタイプは、初期から目がかすむ、まぶしい、といった症状があわられる。

〈前嚢下白内障〉
前の部分が濁る
水晶体の前嚢と接した部分から濁るタイプは、初期から目がかすむ、まぶしい、といった症状があわられる。

しかし、水晶体の濁りが徐々に瞳孔内の中心部へと広がってくると、次第に「眼のかすみ」が出始めます。これは、白内障では最も多くみられる症状です。

さらに、濁りが瞳孔内の中心部まで広がると、眼のかすみだけではなく「まぶしい」「メガネをかけても、細かい文字が見えにくい」などの視力低下症状が現れてきます。まぶしく感じる原因も、やはり濁った水晶体の中で光が乱反射するからです。ここまで進行してしまうと急激に視力が低下して、それまでかけていたメガネが合わなくなり、見えにくくなることがよくあります。この場合、メガネをいくら替えても視力は改善せず、むしろ眼を疲れさせてしまう結果になります。

この先の進行は早く、「霧がかかったようにボヤケてかすむ」「太陽や照明などがまぶしくギラギラして見える」などといった症状が現れてきます。また、暗い場所では瞳孔が大きくなるため、濁りの範囲も広がり特に見づらくなります。

このため、夜間の運転時などで対向車のライトを浴びると「全く見えなくなる」などの危険が生じ、注意が必要となります。

2　核《かく》白内障

（特徴）

・水晶体の「核」が固くなり、近視の症状が急に進行しやすい。

・放置すると二重視症状や細かい色の識別に支障をきたす。

・放置により「核」が石のように硬化し、手術のリスクが急激に高まる。

皮質白内障とは逆に「核」、つまり水晶体の中心部から濁り始めるのが「核白内障」です。お饅頭に例えれば、白餡《あん》の部分から濁ってくるというわけです。

このケースでは、「核」の部分から硬くなり、黄色く濁ってきます。水晶体そのものも硬くなり、厚みが増して屈折力が増すため、近視の方は近視が進んだと勘違いしたり、老眼の方は老眼の度が一時的に軽くなったように感じます。このような場合は要注意です。「老眼が治った」のではなく「白内障が進んだからでは?」と疑って、眼科を受診してみてください。核白内障の場合ですと、やがて次第に眼がかすむ症状が進行するようになってくるからです。

水晶体の濁りは黄色から茶色、焦げ茶色へと次第に色が濃くなっていき、常に茶色のサングラスをかけているような状態なってしまいます。そうなると色彩のコントラスト感度が落ちて、紺色が黒に見えたり、黒とダークグレー、黄色と白の識別がつきにくくなります。また、ものが二重三重にダブって見えるため、道で知人とすれ違っても気付くのに遅れたり、夜、月が二重、三重に見えたり、そんな経験のある方は要注意です。

核白内障は進行すると、水晶体はガチガチに硬くなってしまいます。そうなってからでは、手術でトラブルが起きやすいのです。白内障の合併症で一番頻度が高いのは「後嚢破損」ですが、核白内障が進んで水晶体が硬くなればなるほど組織も脆弱《ぜい》になり、そのリスクは高まるので、できるだけ早期の段階での手術が肝要です。

3　後嚢下白内障《こうのうか》

（特徴）

・水晶体の後嚢の中央にべっとりと張り付く強い濁りが特徴。

・瞳孔領域から白内障の濁りが始まるので、早期からみるみる視力が低下しやすい。

・初期から視力低下と共にかすみと眩しさを感じやすい。昼間や夜間の運転にも注意が必要。

水晶体を包む薄い膜の前面が「前嚢《のう》」、後方にあるのが「後嚢《のう》」です。この後嚢に接した中央の部分から濁るタイプが「後嚢下白内障」です。光の通り道が濁るので、早い時期から「眼がかすむ」「まぶしい」といった視力低下の症状が現われ、進行も早いのです。特に、強い日差しの下などの明るいところでは、瞳孔が縮まり水晶体の濁った中央部のみに光が入るため見えにくくなります。むしろ、曇りの日や屋内のほうが見えやすいというのもこのタイプの特徴です。例えば、通常の室内の視力検査では1.0程度に見えていても、屋外の明るさの中や逆光状態では、水晶体の中で光が乱反射して視力が0.2～0.3まで低下するということも起こるのです。このため、夜間の運転でも、対向車のライトを浴びると「まったく見えなくなる」などといった症状も発生し、また早期からの視力低下も顕著で注意が必要です。

後嚢下白内障の原因は加齢だけではなく、リウマチなどの膠原病《こうげんびょう》、喘息《ぜんそく》などの病気で副腎皮質ホルモン（ステロイド）を長期間使用している方や糖尿病、アトピー性皮膚炎の方に合併症としてしばしば発症することがあります。特にアトピー性皮膚炎の方は10代後半から20代で発症することもあり、進行も早いので要注意です。

4　前嚢下白内障《ぜんのうか》

（特徴）

- **水晶体の中央部の前嚢の直下に強い濁りを生じる。**
- 瞳孔領域から白内障の濁りが始まり、ヒトデ状に大きく広がってくる。
- 瞳孔領域の濁りのため、早期からの視力低下症状と共にかすみや眩《まぶ》しさを感じやすい。昼間や夜間の運転にも注意が必要。

仕事や趣味で長時間パソコンを使用したり、あるいは若い人の間で増えているスマホを長時間凝視してブルーライトを浴び続ける生活習慣が、30代から40～50代前後の若中年層の「前嚢下白内障」の原因として問題視されるようになってきました。

このケースの白内障は、水晶体を包む前嚢の中央部にヒトデ状の白っぽい濁りが現われます。最初は小さい濁りですが、次第にヒトデのような形に広がっていきます。

後嚢下白内障と同じく光の通り道に濁りが生じるため、瞳孔が縮まる明るいところでは視界が真っ白になり一瞬何も見えなくなったり、視力が急速に低下するなどの症状が現われます。進行も早いので注意が必要です。

40～50代の方は、片方の眼だけ濁るなど、左右の眼の白内障進行が同時ではないことも多いので、左右の視力と度数バランスを考慮した治療が大事です。

このような若中年層の白内障の原因のひとつとして、習慣的なスマホやパソコンでのブルーライトなどの長時間の光源凝視による生活習慣の影響が指摘されています。

また、第2章の（最新のトピックス）で詳しく解説した通り、近視矯正手術であるレーシックや眼内コンタクトレンズ（ＩＣＬ）手術を受けた方が、経年後に医原性の「白内障」や「緑内障」を発症し得ることが明らかになっています。このように、若くして40代から50代での手術が必要となることも知られており、安易な近視矯正手術は避けることが賢明です。

③眼がかすんできたら早めの診察を　＝余病の合併にも注意！＝

前述の４タイプの白内障も眼の中の水晶体が濁る病気なので、時間が経てば経つほど濁りは広がり、その度合いも増していきます。「老眼の度が強くなっただけ」などと簡単に考えて放置する方も多いのですが、中高年の眼の成人病で「かすみ」を初期症状とする眼病は白内障だけではありません。他の余病、例えば緑内障、加齢黄斑変性、あるいは糖尿病網膜症や動脈硬化による眼底出血や網膜剥離などの視覚障害の主座を占める疾患も増えてきており、注意が必要です。眼がかすんできたら、勝手な自己診断で放置したりせずに、早めに眼科専門医の受診をお勧めします。

また、水晶体の濁りは同時に発症する場合が多いのですが、中には左右の眼で進み方が違うこともあります。片方が見えにくくなっていても、もう一方の眼が見え方をカバーして、症状に気づくのが遅れたという方も少なくありません。白内障に限らず、眼の不具合をチェックする際には、ちゃんと片眼をつぶって片方ずつ調べることが大事です。

④白内障の放置による「褐色白内障」や「成熟白内障」で手術のリスクが格段に上がる

ところで、白内障を放置していたらどうなるのでしょうか？　最終的には、水晶体全体が完全に濁って焦げ茶色のガチガチに固くなった「褐色白内障」になってしまいます。また、硬さも増す上に果物が熟し過ぎるように水晶体が瞳の中まで真っ白に濁ってしまったものを「成熟白内障」といいますが、このような「褐色白内障」や「成熟白内障」では手術のリスクが桁外れに上がってしまいます。

さらに、早いと数ヵ月で一気に悪化して、水晶体の核を囲んでいる皮質が溶けて真っ白になるまで進行し、視力が著しく低下するだけでなく「急性緑内障発作」を合併して数日のうちに失明してしまうのです。白内障の放置がいかに危険なのかをご理解いただき、眼科専門医の下での早めの診察を重ねてお勧めします。

4　適切な時期での白内障手術による「健康な老後」のための数多くの有用性

①根治には限界ある薬物治療

白内障は外科手術で治療するのが一般的ですが、進行を遅らせるための薬物療法として「ピレノキシン点眼薬」（商品名＝カリーユニほか）などが使用されています。これは、水晶体の老化を抑えるのに役立つとされており、白内障の進行抑制に有効であると考えられています。

また、眼の栄養機能食品のＣＭでよく耳にする「ルテイン」「アスタキサンチン」といった抗酸化色素やビタミンＣなどの栄養成分の摂取による白内障の進行抑制効果が明らかとなっており、これらを高容量含有する眼科専用のサプリメントも眼科専門医の指導のもとで販売されています。

しかしながら、これらの薬剤や栄養成分は、いずれも白内障の原因である水晶体の濁りそのものを取り去って「根治」させるものではなく、白内障の進行を抑える程度の効果しかないことも判明しています。

一方、白内障の症状に見られる「かすみ眼」や視力低下などの自覚症状を和らげるために、漢方薬の内服が用いられることもあります。具体的には「牛車腎気丸《ごしゃじんきがん》」「八味地黄丸《はちみじおうがん》」などです。これらの漢方薬も、先に挙げた点眼薬や内服薬と同様に、あくまでも進行を抑えたり症状を緩和させるものであって、白内障を根治させるものではないということを念頭において、白内障の症状が適切な時期に最新の治療法である「極小《ごくしょう》切開法」（ＭＩＣＳ《ミクス》）で治療をして頂くことをお勧めしています。なぜなら、老化を完全に防ぐ魔法の薬はないからです。

実際のところ、白内障の薬物治療が有効な例は、白内障が軽度で視力障害も軽微な時期であると考えていただき、眼科専門医から処方される点眼薬などが勧められることがありますので、お肌のお手入れと同じような感覚で眼科主治医医師の指示に従ってください。

②白内障の手術が唯一の根治治療

前述のように、白内障を根治させる（水晶体の濁りを完全に取り去る）のは、薬物治療では困難だということが、残念ながら現段階では事実なのです。眼の老化現象である白内障を完全に治療（根治）するためには、現在、手術が唯一の方法となっています。しかも、白内障手術は現在、多くの外科手術の中でも非常に安全度が高く、確立された手術となっています。

眼科に限らず、今日の日本ではさまざまな外科系の手術が数多く行なわれていますが、白内障手術ほど件数の多い手術はありません。白内障は加齢に伴って増える病気ですから、超高齢化社会へとまっしぐらに突き進んでいるわが国では、白内障手術の件数はウナギ上りに増加中で、年間約166万件（厚生労働省２０１９年度ＮＤＰオープンデータより）もが実施されており、近々200万件を突破する勢いです。世界中で６５００万人以上もが治療の必要な白内障だといわれる現代においても、根治させる唯一の方法として手術が実施されているのです。

詳しくは次章で述べますが、当院で実施している最新の手術方法である「極小《ごくしょう》切開法白内障手術」

（MICS《ミクス》）は、わずか2ミリのごく小さな創口から、水晶体の濁った組織の代わりに、柔軟な高品質の眼内レンズを小さく折りたたんで挿入するというものです。眼を手術することに抵抗のある方も少なくないと思いますが、手術法や眼内レンズは長足の進歩を遂げており、当院での約1万２５００例もの手術患者さんのご感想でも「心配したような痛みもなく、明るい快適な視生活を取り戻すことができた」と感じる方がほとんどです。当院での「極小《ごくしょう》切開法白内障手術」（MICS《ミクス》）の創口はわずか2ミリという驚くほど小さなマイクロレベルの手術法であり、これまで全症例において日帰りによる手術が可能になっています。

③白内障の放置は重大な余病合併の引き金に！

最近では定期的に歯科医に通い、歯のホームドクターを持つ人が増えてきてはいますが、中高年の方でも眼科のホームドクターを持って定期的な診療を継続しておられる方は、まだ割合としては少ないようです。しかし、年齢とともに眼は確実に老化していきます。そして、白内障は老化による眼病です。慢性疾患だからといって放っておかず、定期的な検査と診療を行なう眼科専門のホームドクターを持つことで、健康を維持していきたいものです。

しかし、「ぼやけたり、かすんで見えにくいが、白内障は、いよいよ見えなくなってから手術をすればよい」などと安易に考えがちの方も少なくないのが現状です。

ところが実は、白内障の放置は重大な余病の合併症を引き起こす危険が隠れているのです。

白内障と同じように加齢とともにかかる眼病で、中高年の失明原因の第１位として最近急増しているのが「緑内障」です。さらに、動脈硬化・高血圧や糖尿病などによる「眼底出血」や「加齢黄斑変性」など、眼の奥で起こる合併症を伴う場合もあるので、手遅れにならないように注意が必要です。というわけで、白内障の進行状態やそれに伴う視力低下の進み具合だけではなく、放置すると怖いこのような合併症の有無なども含めた眼科ホームドクターの定期的なチェックをお勧めするのです。

もしもチェックを怠れば、これらの合併症の早期発見と治療が手遅れとなるばかりではなく、白内障の進行による核の硬化と組織の脆弱化により白内障の手術そのものにも合併症のリスクが増して、しかも視力の回復が遅延するケースも少なくありません。まさに「後悔先に立たず」です。また、自身でも「白内障だけだ」などと決め付けずに、どうか手遅れにならないためにも、眼のかすみや視力低下を感じるようになったら、メガネを作り直す前に、まずできるだけ早めに眼科専門医での診察を受けましょう。

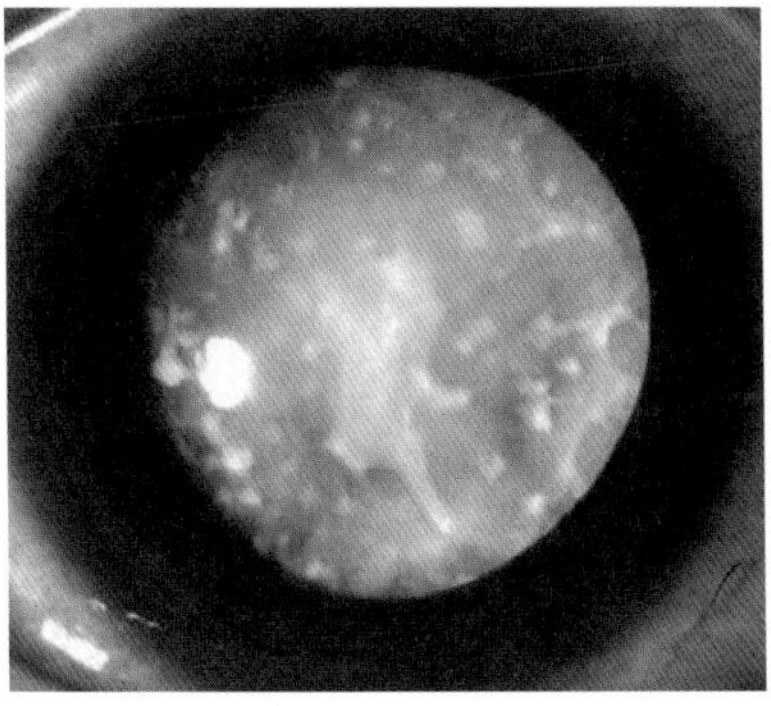
進行した白内障

④不自由を感じた時期に放置せず、適期の手術が必要

かつて白内障手術の技術や機器がまだ十分に発達していなかった昭和50年代前半あたりまでは、白内障がかなり進んで瞳が真っ白になり、指の数も数えられないほど視力が低下するまで待ってから、水晶体を全て摘出する手術を行なわなければならない悲しい事情がありました。

しかし、今では技術の進歩と眼内レンズの開発に伴い、生活に不自由を感じるようになった時点が手術に適切な時機となり、ごく小さなわずか2ミリの極小切開創《ごくしょう》による手術が積極的に実施されるようになりました。このため、眼科での診察や手術が怖いので「さらに見えなくなるまでもう少し様子をみよう」などとして放置することは手術自体をさらにむずかしくし、余病まで併発するという多くのリスクを背負うことになります。

現代社会では、生活に必要な情報の90％以上もが眼から入ってくる視覚情報だといわれています。テレビや新聞、パソコン、スマホなどを快適に見るためには0.5以上の視力を要します。また、運転免許の更新には0.7以上の視力が必要です。

しかし、室内での検査では0.7以上の視力があっても、細かい手先の仕事や趣味に支障をきたしたり、屋内での視力は良くても屋外や逆光時では非常にまぶしく、運転などに不便や危険を感じたり、日常生活に支障をきたすようになったら、白内障手術の適応時機だと考えてください。そして、その時点で先延ばしにせず、できるだけ早めに眼科専門医を受診するのが賢明でしょう。

一般的には、新聞や読書などの通常の生活に支障をきたすような視力0.5を下回った時点が、白内障手術時機の目安となります。ただ、自覚症状には個人差もありますので、その方の求める視生活のレベルに応じて、それ以上の視力であっても手術の時機となる場合も少なくありません。

特に地方においては、高齢者ドライバーの割合が非常に高く、白内障への対処も重要な問題となっています。運転をされる方は0.7以上の視力が必要となるため、0.7を下回った時点が目安となります。しかし、前述の「後嚢下」の部位や中央部に白内障の強い濁りがある場合などでは、室内では良好な視力であっても、屋外や逆光などで著しい視力低下をきたすケースも多く、0.7以上の視力でも手術に踏み切る場合があります。

　また、高齢の方で白内障の進行を自覚していても、手術を怖がるあまり「どうにか我慢できる範囲なので、できればまだ手術せずにこのままでいたい」と手術を先延ばしにしたがる声をよく耳にします。しかし、放置しているうちに、白内障が進行して石のように硬くなったり、組織が脆弱化して手術時にさまざまな合併症を生じるリスクが高まるケースも少なくありません。さらに、狭心症などの心疾患や脳梗塞などの脳血管疾患など全身の病気が発生したり悪化してしまい、白内障の手術を受ける機会を失ったり、手術の際に全身の合併症が悪化するリスクが高まってしまう患者さんも数多くおられます。結局、そのまま白内障が悪化して認知症も併発し、視覚障害が進んで寝たきりや要介護となり、ご本人の苦痛やご家族の負担も多大なものになる例は、残念ながら枚挙にいとまがありません。

・「極小《ごくしょう》切開法」（ＭＩＣＳ《ミクス》）により、近視や遠視も治り、乱視も改善する

　第5章と第6章で詳しく解説しますが、当院では、世界最小でわずか2ミリからの「極小《ごくしょう》切開法」（ＭＩＣＳ《ミクス》）と最高品質の眼内レンズによる白内障手術を、すべて保険診療内で実施しています。この手術法は、白内障を根治するだけではなく、遠視や近視も軽くして治すことができ、同時に乱視の改善も図ることができます。そのため、視力回復も顕著で「眼科医療の中で最大の成果」とされています。

⑤視力低下により、転倒や交通事故の多発と「老人性うつ病」や「認知症」も早期に発症

白内障は、特別な人がかかる病気ではなく、白髪やシワ、体力の衰えと同じように老化とともに進行していきます。五感の中でも重要な「見る」器官の衰えは、日常生活への支障をきたすだけではなく、実は放置すると、精神的な機能の障害へと発展しかねないということも忘れてはなりません。実際、白内障の高齢者には「うつ」が多く、すでに認知症になっているケースもあり、放置することでさらに悪化していきます。

なぜなら、人間は身の回りの情報の約90％以上を眼（視覚）から得ています。眼は「情報の窓」であり、この働きが衰えてしまうと情報量の著しい減少により毎日の生活から活気が失われていき、「うつ」状態や認知障害に陥ってしまうことが明らかになっています。

すなわち、白内障が進行すると、テレビを見たり本や新聞を読む、仲間と健康マージャンやグラウンドゴルフを楽しむ、野山を散策するなど、趣味や娯楽も存分に楽しむことができなくなってしまいます。しかも、「藤原京スタディー」という奈良県立医科大学眼科の緒方奈保子教授らの白内障手術と認知機能についての有名な調査研究報告によると、白内障によって明るい光の刺激による24時間の体内時計のシステムにも支障が生じ、睡眠の質の低下や不眠症、さらに、「うつ」や「認知症」などによる健康寿命の低下などに繋がることも明らかになっています。

白内障手術学の権威で筑波大学医学部眼科の大鹿哲郎教授の調査研究報告でも、両眼が白内障の患者さんはすでに軽い「うつ」状態になっており、気分も落ち込んでいるケースが少なくないことが確認されています。さらに認知機能のテストを受けてもらうと、認知障害（ＭＣＩ）も起こっていることが分かります。

本当の認知症ではありませんが、認知症の傾向が強くなっているのです。そんな方が白内障の手術を受けると、気分が明るくなって「うつ」も良くなり、認知障害も改善することが、大鹿教授らの調査研究によって実証されました。

実はそれよりも以前に、著者が平成3年時に実施した東京都千代田区に住む在宅の要介護の高齢者を対象にした眼科的調査においても、白内障の手術後に視力が向上することで、介護レベルが改善し、生活の質（QOL）も上がることが判明しています。当時、地域レベルでの寝たきりおよび要介護高齢者の眼科的な調査研究は、世界でも初めてのことで画期的な報告として注目されました。また、この研究成果は、今日の介護保険での眼科的状態の審査判定を行なうための重要な参考資料として寄与しています。

現在、開業医として多くの臨床経験を積んできましたが、顔から喜怒哀楽の表情が消えて無表情になってしまっている認知障害の患者さんが、白内障の手術を受けることで数日後には、視力の向上とともに顔に表情が戻ってきて、とてもいい笑顔をなさることを数多く経験しています。眼科医として一番うれしく思い、生きがいを感じる瞬間です。

このように、白内障手術は明るい老後の視生活の向上をもたらすことで、活動範囲や趣味も広がり、心身ともに健康で長生きすることを助長してくれるアンチエイジング（若返り）法の一種として捉えられているのです。

⑥放置するほど高まる余病と合併症のリスク

白内障の放置により、手術時の眼と全身のさまざまな合併症のリスクが増えてしまうことを繰り返しご紹介してきましたが、最終的には手術自体もこのような理由でむずかしくなってきます。長期に放置した場合によくある問題点として、白内障が高度に進行して「核」の部分が非常に硬くなり、「芯《しん》」ができてしまうのです。白内障がここまで進行してしまうと非常に扱いにくく、放置すればするほどむずかしい手術を余儀なくされるのです。

しかも、水晶体が硬くなると同時に、水晶体を包んでいるカプセル（後嚢）やこれを支える組織「チン小帯」が脆弱《ぜいじゃく》（薄く弱い状態）になってしまっているため、これらの組織が手術中にも傷みやすく、眼内レンズの固定が悪くなるなど視力回復への悪影響を生じやすくなります。通常の症例では発生することの少ない「後嚢破嚢」や「チン小帯断裂」という合併症を起こすリスクも著しく増大します。

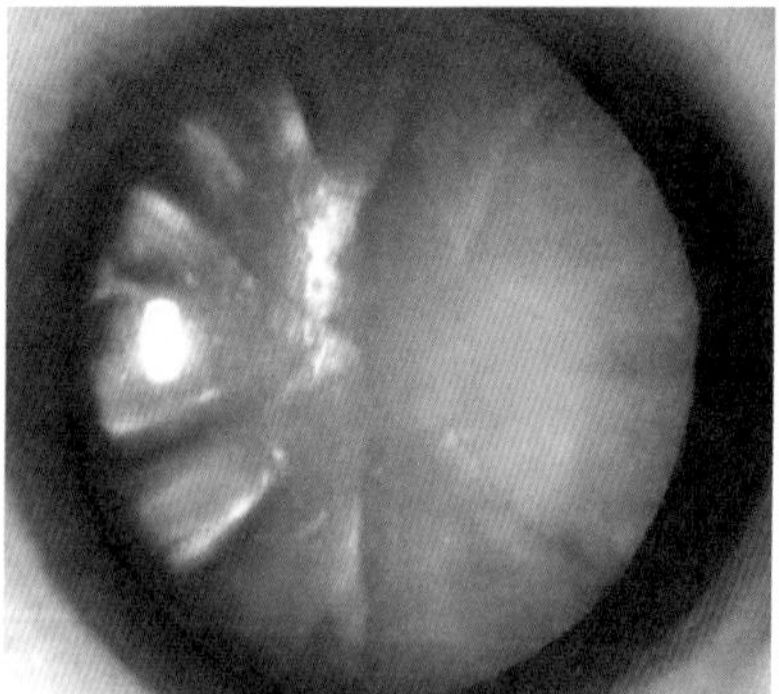
進行した白内障

このため、かなり進行するまで放置された白内障では、やむをえず12ミリ以上も切開創を広げて、水晶体の核を丸ごと取り出す「嚢外摘出法」で手術を行なわなければならないことも少なくありませんでした。

さらに、白内障を放置しておくと、それだけでもさまざまな合併症を起こす場合が見られます。

例えば、白内障が熟していく過程で、水晶体が眼内の水を吸って急激に膨張し、眼内の水の排水口（隅角）を塞いで、急に眼圧が著しく上昇する「急性緑内障」の発作を起こすことがしばしばあります。

また、片眼の視力は良いからと、もう一方の白内障を放置した場合も、このような急性緑内障を発症する危険のほかに、手術して快適なほうの眼ばかり使ってもう一方を使わないために、廃用性の外斜視となってしまい、後で手術したとしても術後にものが二重に見える「両眼複視」を発生するケースもあり、術後も視力の回復に時間がかかってしまいます。

このような理由から、白内障をいたずらに長く放置しておくことは、うつや認知症の発症リスクと共に手術後の合併症のリスクも高め、術後の視力回復にも悪影響を及ぼすことがわかり、現在では日本白内障屈折矯正手術学会でも、見えなくなるまで放置せず、不自由を感じた時点で悪化する前に手術を実施するように、患者さんに啓発している次第です。

5　最良の白内障手術の実施のための当院の取り組み

①わずか2ミリで無痛の「極小《ごくしょう》切開法」（ＭＩＣＳ《ミクス》）

かつて、昭和50年代前半ごろまでの白内障手術では、12ミリ以上も大きく切開創を広げて、濁りの原因である水晶体の「核」を丸ごと摘出する「嚢外《のうがい》摘出術」が行なわれていました。その後、手術技術や機器も進歩して、濁った水晶体を超音波で細かく分解して吸引除去する「超音波乳化吸引術」により、約7ミリ程度の切開創から6.5ミリの固形のプラスチック製の眼内レンズを挿入する手術が一般的に行なわれるようになってきました。さらに、眼内レンズの材質が進化し、アクリルソフトレンズという柔軟な高品質の眼内レンズを小さく折りたたんで4ミリの創口から挿入し、残した後嚢の中に眼内レンズを固定する「小切開法」（ＳＩＣＳ）という手術法が実施されています。

そして、手術技術および機器のさらなる進歩により、当院ではわずか約2ミリの切開創から、柔軟な6ミリの高品質眼内レンズを折りたたみ、細い筒状の器具（インジェクター）に包み込んでセットされた状態から、眼内に清潔

より小さな切開創へ（従来の約 1/6 以下）

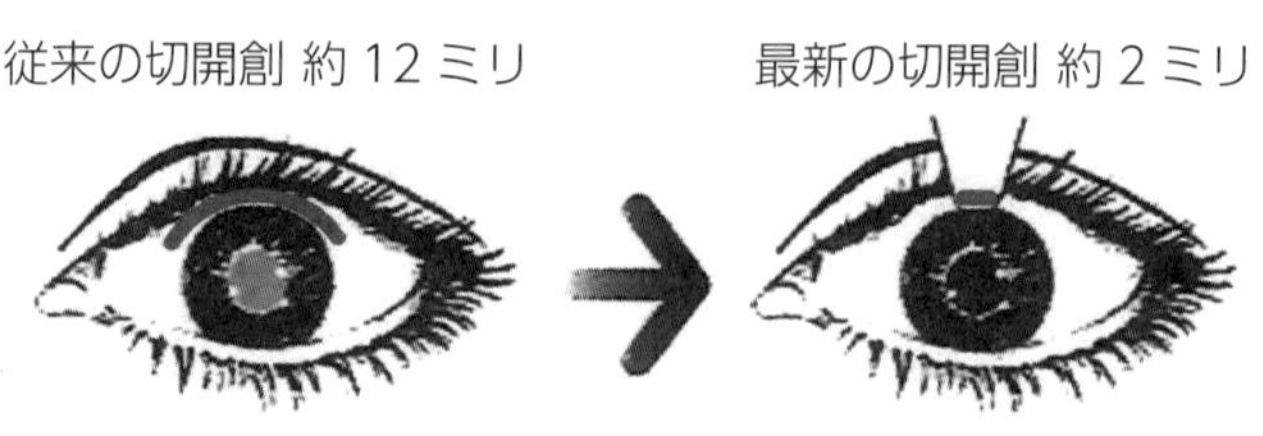

かつ安全に挿入する「極小《ごくしょう》切開法」（Ｍ《ミ》Ｉ《ク》ＣＳ《ス》）を実施しています。この方法により、さらに早期の視力回復が現実のものとなり、患者さんの負担はさらに軽くなり、ＱＯＬの向上に寄与しています。

　この方法により、手術後の炎症を最小限に抑えるだけではなく、創口の治癒も早く、強度も強く保てることで、術後の乱視の発生も抑えられ、より早期に安定した視力を得ることができるようになったのです。

　この「極小切開法」（Ｍ《ミ》Ｉ《ク》ＣＳ《ス》）は２００３年に米国で開発され、日本でも少しずつ実施され始めました。当院では熊本県で最も早く２００５年初頭に導入し、多くの患者さんの視力の早期回復に寄与し、喜ばれています。

　麻酔法も、当院では目薬のような点眼麻酔に加

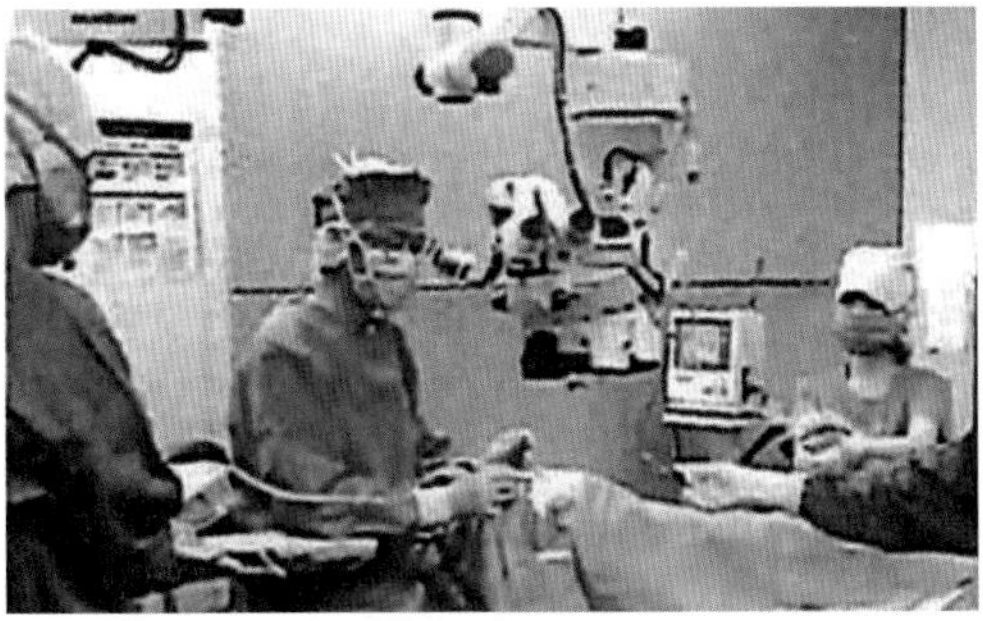

当院の手術室風景

「極小《ごくしょう》切開法」白内障手術（MICS《ミクス》）

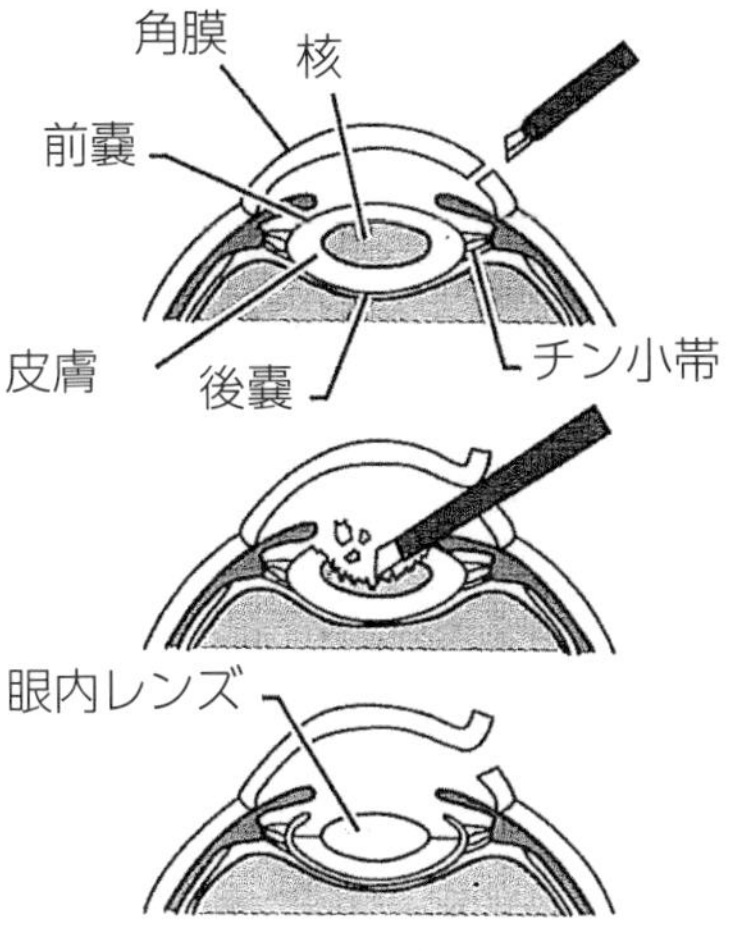

わずか２ミリほど角膜を切開し、水晶体の前嚢を正円状に切開する。

↓

水晶体の核と皮質を超音波で分解し、吸引して除去する。後嚢とチン小帯は残す。

↓

残した後嚢の中に、最新の眼内レンズを２ミリの創口からインジェクターで挿入する。

えて眼に優しい少量の局部麻酔薬を併用した「無痛麻酔法」®によって手術中もほとんど痛みを感じません。手術時間も白内障の程度や個人差はあるものの、通常の眼であれば約10分程度のごく短時間で終了します。このような最新技術の導入により、従来の方法と比較して、切開創も約6分の1ほどのミクロの創口で済むようになり、全症例で「日帰り手術」が可能となりました。

昔なら術後は砂のうで頭を固定し、1〜2週間はベッドの上で絶対安静を強いられたものですが、現在では術後の回復も早く、翌日からほぼ通常の日常生活を送ることができます。

②手術のポイントは、患者さんの眼と生活に合うレンズと度数の決定のために医師とスタッフが一丸となる

白内障手術を実施するにあたって、最も大事なことは何でしょうか？

進化した機器を駆使して、熟練の眼科医とスタッフが現在の手術法で手術を成功させたとしても、患者さんが納得されないケースが眼科学会などでも報告されています。その原因は、患者さんの希望する見え方と、医師やスタッフが目指した見え方との乖離《かいり》や違いがあったためです。すなわち、患者さんと医師の双方の目指すゴールが一致しない限り、手術がうまくいったとはいえないわけです。

患者さんにとって納得のいく良い手術を行なうには、医師の手術技術

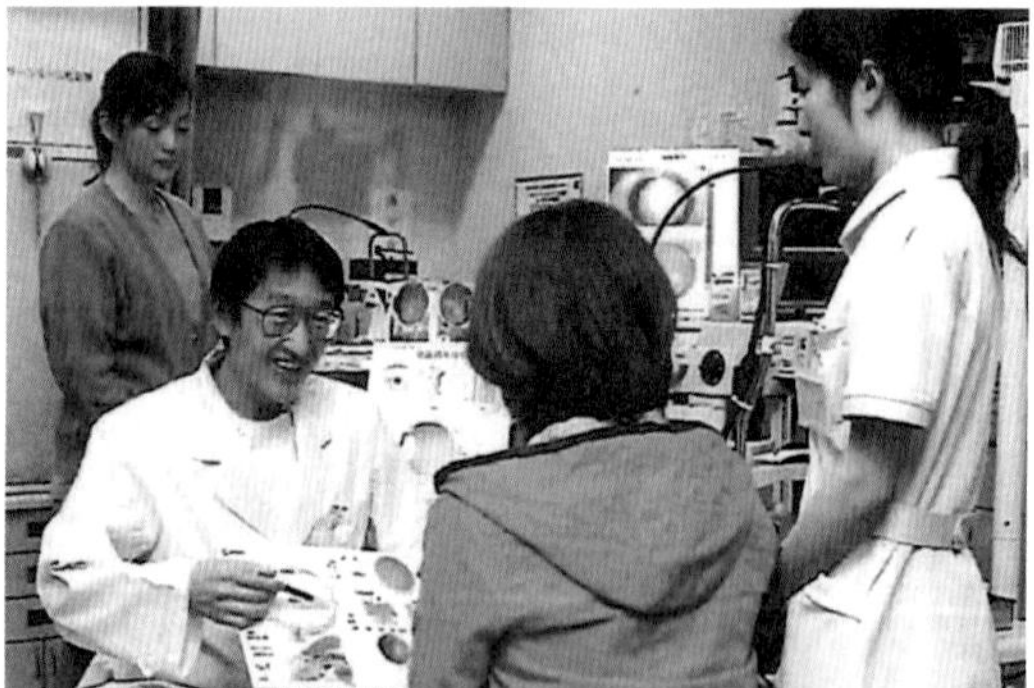

院長による手術説明

の高さはもちろん、患者さんと医師・スタッフとの「コミュニケーション」と、熟練した検査技師を含めたスタッフによる精度の高い手術前からの入念な検査など「良好なチーム医療」の2つの要素が必要不可欠です。
そのためには、患者さんの希望する見え方（どの距離を一番見たいか）を入念な問診や話し合いの中で確認し、患者さん各々に最良と考えられる眼内レンズと屈折度数を決定することが大切です。

③コミュニケーション編ー患者さんの見え方のニーズをスタッフと医師にきちんと伝える

白内障の手術が決まったら、患者さんに最適な眼内レンズを選ぶことになります。ここで大事なのは、数値では表せない患者さん自身の生活習慣を把握しておく必要があるということです。

患者さんの職業、趣味や特技などのライフスタイルを中心に、どの距離を最も大事にしているかをきちんとお聴きすることが最優先となります。普段、私たちは無意識に行動しています。距離などを意識して作業することはほとんどありません。しかし、眼を使って行動する時に、距離というのはご自分が思っている以上に重要なのです。

例を挙げてみましょう。読書や編み物、パッチワークなどで手元を見ることの多い方が、テレビがよく見える距離にピントを合わせてしまうと、手先の作業をする時に見えづらくて苛立つことになります。デスク

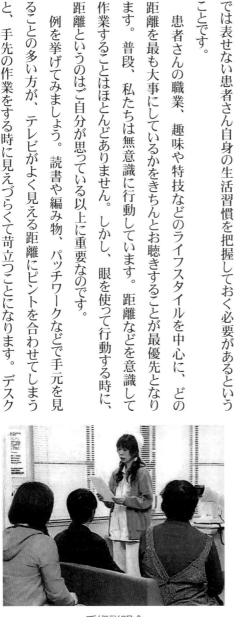

手術説明会

ワークの多い仕事をされている方が、趣味のゴルフを優先して遠くがよく見えるレンズを選んだとすると、いざパソコンや書類の文字を見ようとした時に不都合を感じ、仕事にも支障をきたすことになりかねません。

手術後に不具合に気がついても遅いのです。そのようなことを防ぐためにも、医師は患者さんの日常の視生活に関する多くの情報が必要です。そして、患者さんのほうでもご自身の日常生活を振り返り、医師やスタッフとのコミュニケーションをしっかりと図って、自分を理解してもらうための情報を十分に提供することが、満足のいく手術を受けるための必要条件なのです。このため、当院ではもちろん手術患者さんに向けての入念なカウンセリング、手術説明会の時間を複数回にわたって設けています。

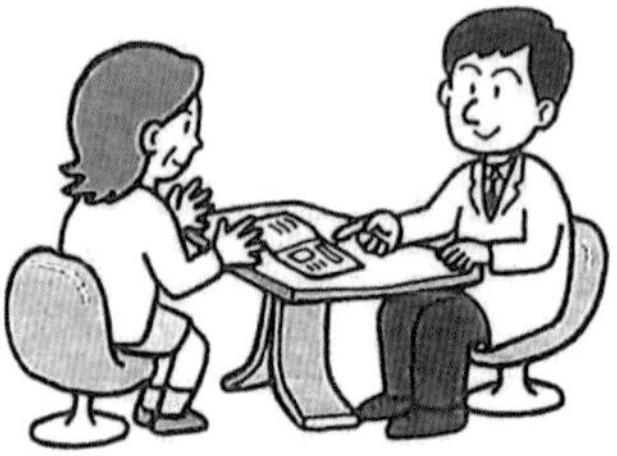

患者さんもなかなかご自身の日ごろの行動パターンに気づかない場合も多いので、それらを記録しておくことをお勧めしています。そして、仕事を優先するならどれくらいの距離で見ることが多いのか、趣味も同じくらい大事にしたい、などといったことをじっくり考慮して、自分の希望する見え方を遠慮なく具体的に伝えていただきます。また、持病のある方は服用中の薬の情報

ライフスタイルに合わせた『眼内レンズ』の選び方（例）

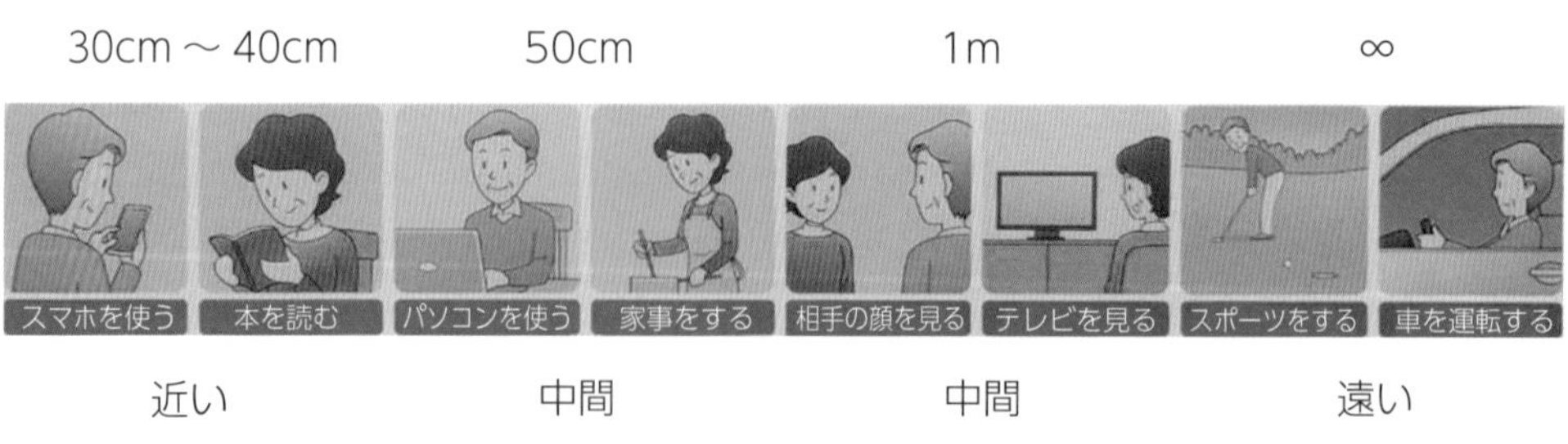

も教えていただき、過去の病歴もお話しいただいています。

「眼には関係ない」と自己判断して伝えなかった情報も、意外なほど眼と関連していることが多いのです。特に、糖尿病や動脈硬化、高血圧など血管系の病気は、眼底検査で見つかるケースも多く、侮れません。

また、男性の前立腺肥大の治療薬には虹彩を柔らかくする作用もあるため、白内障手術で特に超音波を使ったり眼内レンズの挿入時などに、虹彩を損傷しないように配慮することが必要となります。このような虹彩の状態を「フロッピーアイリス」といいますが、これに対する白内障手術には細心の注意を払っています。これらの経緯から、白内障手術を受ける患者さんが服用している薬はすべてお薬手帳などで事前に確認させていただいています。

④熟練した複数の検査スタッフによる精度の高い眼内レンズ計測により、理想的な度数を決定

医師と患者さんの双方が納得のいく手術を行なうためには、準備段階での「検査」が大変重要です。というのも、患者さんの希望に沿った見え方を実現させるには、眼内レンズの度数をきっちり合わせるための精密な検査が欠かせないからです。

「眼内レンズ」には、メガネのレンズと同じくさまざまな度数があります。他人のメガネをかけると違和感があるのは、メガネを作る際に一人ひとりの眼に合うように精密に調整してあるからですが、眼内レンズの度数も熟練した複数の検査スタッフが、精度の高い計測を行なうことでその人にピタリと合った度数を決定します。

計測するのは、角膜のカーブの度合い（角膜曲率）と眼球の奥行き（眼軸長）の2つです。

角膜曲率を測定するには、当院では最新型の「トポグラフィー」などの最新の検査機器を使います。この最新型のトポグラフィーには角膜の測定ポイントが数百もあり、細かい角膜の凹凸を正確に測ることができます。

もう一つの大事な検査である眼軸長を測るには、超音波式と光学式の機器があります。当院では眼科業務で20年以上のキャリアのある経験豊富な習熟した複数の検査スタッフにより、この超音波式と光学式の両者の器械を併施して、しかも何度も繰り返し計測をして精度の向上に努め、良好な視力の向上に寄与しています。

このようにして、熟練した検査スタッフによる2種類の最新の測定機器での計測で得られた数値に、数種類の眼内レンズの度数計算式を当てはめて度数を割り出し、眼内レンズの度数を決定します。ここでわずかな計測のズレが生じると、眼内レンズの度数もその分ズレてしまうのです。例えば、ドライアイを含む不正乱視の症例や強度の近視や遠視などの症例では特に度数ズレを引き起こしてしまいやすいことが知られています。

このような経緯から、経験豊富な習熟した複数の検査スタッフが、2回目以降は検査費用は請求せずに複数回何度も計測して、より精度の高い眼内レンズの度数決定を行なっている事情があり、より良い手術のための術前検査には時間を要することをご理解いただきたいと思います。

⑤チーム医療編―専門スタッフの総合力も結集して患者さんのニーズに応える

手術の成功は、熟練の医師と専門的な技術と経験を持つ医療スタッフとのチームワークにかかっています。各自がベストを尽くしながら、お互いに連携し合いサポートし合うのがチーム医療です。

イタリアの老舗の靴店には、ひいきの顧客一人ひとりの足の木型があるそうです。だから出来上がる靴は、その人の足にぴったりフィットして長く歩いても疲れないといいます。

白内障手術の前にも、まるで足の木型を作る時のように、習熟した検査スタッフが精確なデータをとり、患者さんの希望にぴったりフィットした眼内レンズを選ぶことが大事です。さらに、患者さんの不安を和らげるための看護スタッフの心配りなどの配慮によって、手術医は各計画の思い通りに手腕を発揮することができるのです。

◇当院での白内障手術「極小切開法《ごくしょう》」（ＭＩＣＳ《ミクス》）と「コンフォート・モノビジョン法」®をお受けになった患者さんのご体験談

1 諦《あきら》めていた洋裁が再びできる喜び、毎日明るく快適で幸せな老後を楽しんでいます

◇女性（68歳）熊本市南区

私は老眼になるまで、「視力の悩みなんか自分には関係ない」などと思っていました。若いころは両眼とも1.5だったのが自慢でした。でも、そういう人は老眼が早いんですね。40代半ばくらいには、もう老眼鏡を使っていました。それでも、運転やテレビ、家事などの日常生活では全く問題なく過ごせていたんです。「あれ？おかしいな」と思い始めたのは、60代に入ったあたりからでした。視界がなんだかぼやけるようになってきたんです。ただ、眼は若いころから良かったので、見えづらくはなってきても、メガネを作る時の検眼以外は全く無頓着で、眼科の先生に診てもらおうなんて思ってもいませんでした。

実は、母が白内障手術をしたのが71歳の時なので、自分が白内障であってもおかしくないはずなのに、まさかそうだとは思いもよらなかったんですね。「眼が多少見えづらくなるのは仕方がない。これが年をとるということなんだな」という気持ちでいました。

私は、昔から手先を使う細かい仕事が大好きで、特に洋裁は趣味の域を超えるほど熱中していました。無心にミシンを動かしていると、ストレス解消にもなったんです。それが、手術を受けるまでの最近の数年間は、ミシンを出すことすらしなくなっていました。手先は見えないし、眼がすぐに疲れるし、すっかり面倒になっていたんですね。「こうやって年齢とともに趣味に打ち込むこともできなくなっていくのね」と、諦めかけていた矢先に白内障だとわかって、こちらのクリニックで村上先生に執刀していただきました。

手術後は、それまでのかすんでぼやけていた景色が、うそのように晴れてはっきり鮮明に見えるようになり、びっくりです。費用は、全て保険診療内の低額で済んだ上、遠方から中間・近方近くまで全体的な視力も上がり、なんと老眼の度数までとても軽くなって喜んでいます。もちろん、大好きだった洋裁の趣味も復活できました。諦めていたことがまたできるようになり、嬉しくて仕方がありません。没頭しすぎて夜中まで起きていることもあり、家族からは呆《あき》れられています（笑）。

外出先でも、今では足元に不安を感じることもなく、買い物や友人とのウォーキングを楽しむことができて、とても幸せです。その反面、以前は当たり前だったことができなくなって「もう年だから」と諦めていた自分に、今ははがゆい思いを感じています。「もっと早く白内障に気づいていたら、この数年間をもっと楽しく過ごせたのに」って。

2 痛みは全く無く、短時間の手術で手術後の見え方は別世界

◇男性（74歳）熊本市南区

1年ぐらい前から、車を夜に運転していると対向車のライトが滲《にじ》んで花火のように散って見えたり、朝日が霧に包まれたみたいに雲の中から昇ってくるように見えたりし始めたんです。さらに、晴天の日などは、外出時に向こうから歩いてくる人の顔がかすんで、はっきり見えづらくなってきました。「おかしいな?」と思って、ある眼科を受診したら「白内障ですぐに手術が必要です」と言われました。しかも、片目だけで数十万円もする高額な多焦点レンズを、「メガネなしで生活できますよ」などと言って強く勧められました。しかし、年金生活の私には高額なレンズは相当な負担です。迷っていたところ、知人から村上先生のことを紹介されました。

もともと私はメガネが大好きで、その日の服装や気分に合わせてメガネを選ぶほど、いろんなデザインのメガネを集めるのが趣味でした。そこで、村上先生に自分が幼少期から近眼で、メガネに親しんでいることやメガネが自分のファッションの一部となっていることをお話しました。すると、村上先生の方から、「全て保険診療のみで鮮明に見える高機能の単焦点レンズがありますから、高機能単焦点レンズを選ばれ、当院で開発した「コンフォート・モノビジョン法®」での手術を受けられるのが良いでしょう」と言っていただきました。さらに、病状や手術についてとてもわかりやすく説明していただき、看護師さんやスタッフの皆さんの笑顔と礼儀正しさ、物腰の柔らかさ、病院の雰囲気など全てが安心感につながり、村上先生にお願いした次第です。

手術時は多少緊張していましたが、本当に拍子抜けするほど短時間で終了し、痛みも全くなく術後の目薬がしみることもありませんでした。まるで手品のようにあっという間の出来事だったという印象です。

手術後は目薬を指示通り確実に点眼することと、眼を不潔にしないように気を付ける必要はありました。それ以外はいつも通り日常の生活が裸眼で遠方から中間、そして手元近くまで不自由なく可能になりました。また、大好きだったメガネもプラモデル作りなど長時間の近方の細かい手作業をする際には使用し、数多くの趣味を楽しんでいます。何より嬉しかったのは、靄《もや》がかかっていた視界が晴れて、気持ちがすっきりしたことです。それまでは、家族と一緒にドライブに行っても、みんなが素晴らしい景色を眺めている中で1人だけぼやけた景色を見ているしかなく、疎外感というか歯痒い悔しい思いでした。でも手術後は、うそのように見え方が変わり、また家族と感動を共にすることができるようになりました。この喜びは、経験してみないと分からないと思います。

6 進化した最新の白内障手術「極小切開法《ごくしょう》」（ＭＩＣＳ《ミクス》）の実際

これまでご紹介してきたように、白内障の手術はかなり進化しています。そこで当院における最新の手術法を駆使した実際の手術についてご紹介していきましょう。

（1）わずか2ミリからの無痛の「極小切開法《ごくしょう》」（ＭＩＣＳ《ミクス》）を実施

眼の手術で患者さんが最も心配される点は「手術に伴う痛み」です。それが「怖い」というイメージにつながってしまう方も少なくないようです。しかし、心配されるまでもなく、当院の最新の白内障手術には数多くの秘訣があり、特に「痛み」を感じることはまずありません。

最新の手術法＝わずか2ミリの「極小切開法《ごくしょう》」（ＭＩＣＳ《ミクス》）

当院で実施している「極小切開法」（ＭＩＣＳ《ミクス》）による手術の場合、創口はわずか約2ミリという小さなもので、以前のような12ミリ切開による手術法に比べると、約6分の1程度にまで縮小を可能にしました。

（2）最新の局所麻酔法　＝眼に優しく、注射しない「無痛麻酔法」®を

局所麻酔法の進歩により、当院では眼に優しい数種類を併用した「無痛麻酔法」®を実施しています。局所

麻酔というと、長い注射針を刺し込むような過去のイメージを持つ方も少なくないのですが、麻酔法の進歩により、目薬のような点眼麻酔に加えて局所にピンポイントで使用する「テノン嚢内麻酔」や「前房内麻酔」など、患者さんの病状や個性に合わせて数種類の局所麻酔を併用した「無痛麻酔法」®を当院では実施しています。

このように、当院では「点眼麻酔」と「テノン嚢内麻酔」、さらに「前房内麻酔」など数種類を併用した最新の「無痛麻酔法」®に加えて、患者さんの精神状態を安定させるための手術前の「軽い精神安定剤」の併用や自律神経を安定させる「スーパーライザーPX」、赤外線ホットパックなどを駆使し、最初から最後まで安心して特に痛みもなく手術を受けることができます。

①「無痛麻酔法」®（安全で痛みのない深部まで長く効く有効な局所麻酔法）

一時的な表面だけの「点眼麻酔」とは違って痛覚のレベルに応じて量を増強でき、眼表面と結膜下へのピンポイント持続性麻酔

手術の創口がわずか2ミリ程度の「極小切開法《ごくしょう》」（MICS《ミクス》）においても、当院では万全を期すために、この「無痛麻酔法」®を全症例に実施しています。

当院では、まず最初に目薬のように優しい点眼薬による麻酔を施してから手術を始めます。これにより、2ミリの極小切開を行なっても痛みは全く感じません。続いて、眼内の細かい手術操作に入る前にテノン嚢内麻酔を追加します。これは、結膜の下のテノン嚢という場所に薬を注入するだけのもので痛みは全くありません。

しかも、テノン嚢内麻酔は、患者さんの個性や痛覚のレベルに応じて麻酔薬の量を調整できるという利点もあります。

さらに、デリケートなご性格で痛覚過敏な患者さんには、低濃度の鎮痛麻酔液を眼内に微量注入する「前房内麻酔」も併用した「無痛麻酔法」®を実施して万全を期しています。

最初の点眼麻酔は一時的に眼表面だけに効く麻酔なので、持続性があり、かつ、眼の奥まで届くこれらの「ピンポイント麻酔」を追加することで、最後まで痛みをシャットアウトすることができるのです。

なお、局所麻酔の性質上、手術中には眼に触れているという感触はあり、軽い圧迫感やしみる感じがする場合も稀にありますが、手術中や術後に強い痛みを感じるということはまずありません。

②自律神経を安定させ、心身の緊張を和らげる最新の「スーパーライザーＰＸ」療法を無料で手術前に実施し、患者さんの心身の安定化を図る

これまで述べてきた通り、わずか2ミリからの「極小切開法《ごくしょう》」（ＭＩＣＳ《ミクス》）で、かつ、「無痛麻酔法」®による無痛の手術であると頭では分かっていても、いざ手術前になるとどうしても性格的に緊張してしまう患者さんもいらっしゃいます。当院では、手術前に最新の「スーパーライザーＰＸ」療法を無料で実施して、患者さんの心身の安定化を図っています。

「スーパーライザーＰＸ」療法とは、無痛で無害な近赤外線を使った最新の光線治療器で、患者さんの首の付け根にある「星状神経節」に近赤外線をピンポイントで照射して自律神経を安定化させ、心身の緊

張を和らげる顕著な働きをすることが立証されています。

手術前に緊張して体が冷えると血圧や心拍数が上がったり、神経過敏になって痛みを感じやすくなる場合もありますので、この最新治療機器と遠赤外線ホットパックを駆使して、患者さんの腹部や腰も温めて緊張をほぐすことができ、「安心して心地良く手術を受けることができた」とたくさんの患者さんからご好評を頂いております。

③手術中もスタッフが手をさすりながら患者さんを癒し、自律神経を介して血圧や心拍を安定させて手術を無事成功に導く

患者さんの心身の緊張を和らげる手段として欠かせないのが、看護師や医療スタッフによるきめ細かいホスピタリティ（安心感を与えるケア）です。

当院では、安心して手術を受けていただくために、手術中も医療スタッフが患者さんの手を握り、ゆっくりさすりながら副交感神経を優位に保つことで血圧や心拍を安定させます。この方法は白内障手術の世界的な権威であるカナダのギンベル博士の手術センターでのホスピタリティーの手技を当院で踏襲《とうしゅう》したもので、これにより、痛みを感じることもなく手術を成功に導くことができる方法として高く評価されています。

（3）実用新案取得の特殊鋼製メスによる「極小切開法《ごくしょう》」（ＭＩＣＳ《ミクス》）の確実な創口

白内障手術は、まず点眼麻酔を施してから目の周りを消毒します。次に「開瞼器《かいけんき》」という器具でまぶたを

開いたままの状態にしますが、普通にまばたきをしても差し支えありません。

続いて、院長が特許庁による実用新案を取得した特殊鋼製メスで、角膜（黒目）と結膜（白目）の境目にある角結膜輪部を2ミリほど極小切開します。この特殊鋼製メスは、切開長を確認でき、再現性をもって正確な極小切開《ごくしょう》（ＭＩＣＳ《ミクス》）の創口が作製できる高い有用性が特徴です。しかも、この特殊鋼製メスの創口は非常にきれいなので、縫合しなくてもピタリと密着し、何の違和感もなく、新たな乱視も生じることなく、良好な視力回復に寄与します。

（４）前嚢切開を最適な形状に作製するための工夫と秘密器具

ドイツ製の特製の前嚢正円切開マーカーを使用し、確実な正円状の前嚢切開を実施

わずか2ミリの角膜の創口から、濁った水晶体を吸い出して眼内レンズを入れるために、まず水晶体を包んでいる袋状の嚢の前面（前嚢）にサークル状前嚢切開（ＣＣＣ）といって直径5.5ミリほどのサークル状の窓を開けます。眼内レンズを眼の中に固定する位置は、術後の見え方を左右しますのでとても重要です。

そこで当院では、水晶体の前嚢切開でつくるサークル状の窓を、どの患者さんにも歪みやズレのない正円に作製するために、ドイツ製の「ＣＣＣマーカー」を導入し、全症例に使用して確実で精密な前嚢の正円切開を実現しています。

（5）「極小《ごくしょう》切開法」白内障手術（ＭＩＣＳ《ミクス》）のメリット

「極小《ごくしょう》（マイクロ）切開法」（ＭＩＣＳ《ミクス》）には多くのメリットがあります。わずか2ミリからの極小切開の効用として、まず手術による炎症を最小限に抑えることができるだけではなく、創口の治癒も早く、強度も非常に強く保てることです。さらに、術後の乱視も発生せず、より早期に安定した視力の向上を得ることができるのです。

また、極小切開なので、手術のための麻酔は目薬のような優しい点眼麻酔と、テノン嚢内麻酔や前房内麻酔などを併用した当院特有の「無痛麻酔法」®による局部麻酔で済み、眼の周囲への注射なども必要とせず、手術中もほとんど痛みを感じません。さらに、手術時間も通常の症例ではわずか10分程度で終了し、高度の全身疾患を合併した方を除くほぼ全ての症例で、日帰り手術を可能にし、すでに1万2500例以上無事に実施しています。

「極小切開法」の手術で使用されるレンズは、柔軟で高品質の「ソフトアクリルレンズ」と呼ばれ、わずか2ミリほ

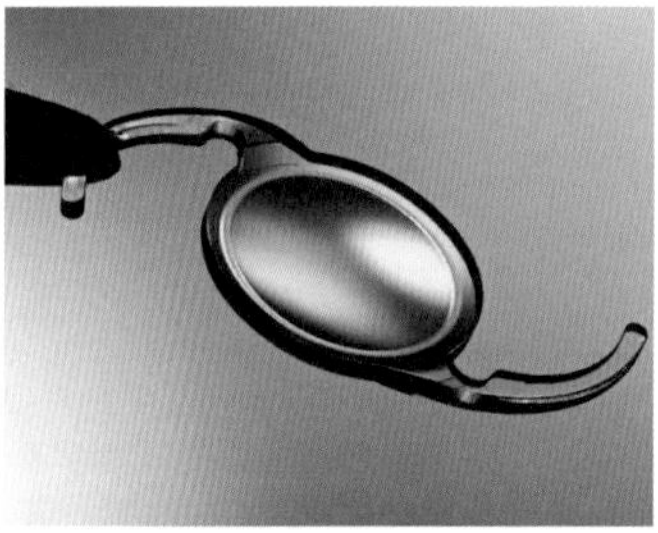

柔軟な最新の高品質眼内レンズ <AMO 社提供>

眼球の断面図（眼内レンズ挿入時）

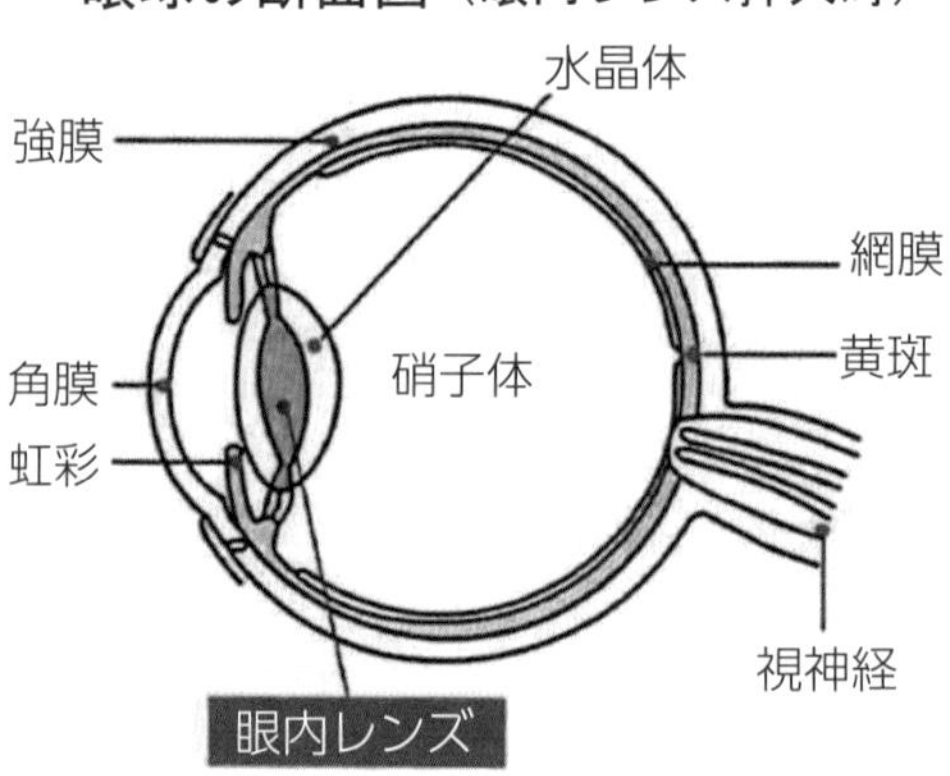

どの極小切開創から挿入できるため、創口の治りも早く、視力の回復も早いのです。

さらに当院では、高額な上にぼやけや不快光視現象などの副症状を有する多焦点レンズではなく、全て健康保険で適用できる眼内レンズで、しかも、遠方から中間まで明視域の広がる高機能眼内レンズを使用し、多くの患者さんの老後の快適な視生活に寄与し喜ばれています。その上、当院で開発した「コンフォート・モノビジョン法」®により、これらの高機能レンズをさらに有効に活用することで、遠方から近方まで副症状もなく快適で良好な視力を得ることも可能にしています。

しかも、この「ソフトアクリルレンズ」は、他のすべての眼内レンズと比べて「後発白内障」（再発）が起こりにくいというメリットもあります。そのため、手術後はほぼ一生レンズを取り替える必要がなく、良好な視力を保つことができる有用性も併せ持っています。

当院での日帰り手術の日程は、手術の約2～3時間程前にご来院いただき、手術前の鎮静のための内服薬や自律神経の安定化作用のある「スーパーライザーＰＸ」療法と遠赤外線ホットパックを実施し、その後、消毒、後に「無痛麻酔法」®などを行なった後、10分程度の局所麻酔での手術となります。その後、回復室のリクライニングベッドで数十分の安静と休息の後、眼と体の状態を確認してからご帰宅いただいています。

（６）切開線が幻のように見えなくなる「ステルス切開法」®の手技を開発

・世界最小の2ミリからの極小切開法
・傷口が弱く感染を起こしやすい「角膜切開」ではなく、角結膜輪部からの極小切開で

三重の防壁を創り、細菌感染を防ぐ

前述のように、当院での白内障手術は「無痛麻酔法」®の後、院長が考案した特殊鋼製メスで角膜（黒眼）と結膜（白眼）の境目にある角結膜輪部をわずか2ミリほど極小切開します。これは世界最小の「極小《ごくしょう》切開法」（ＭＩＣＳ《ミクス》）です。一部には、透明な角膜（黒眼）を切開する「角膜切開」を盛んに喧伝する眼科医がいますが、角膜は血管の無い組織のため、傷口が弱い上に治癒が遅く、術後感染を起こしやすいリスクが生じ、大きなデメリットとなります。

これに対し、当院では角膜（黒眼）と結膜（白眼）の境目にある角結膜輪部を極小切開し、しかも、結膜と強角膜の境目を「三面切開法」という微細な手技で三重の防壁を創る手技により、創口をより強固にし、外部からの細菌の感染を防ぐ大きなメリットがあります。

さらに、特許庁から院長が実用新案を取得した特製の特殊鋼製メスにより、角結膜輪部からの極小切開の創口もとてもきれいで滑らかなため違和感もなく、手術後は切開線が密着して幻のように消えて見えなくなっていきます。

このような特徴から、当院では「ステルス切開法」®（別名・不知火《しらぬい》切開法）と命名し、より安全確実な「極小《ごくしょう》切開法」（ＭＩＣＳ《ミクス》）として実施しています。この「ステルス切開法」®では、通常の「強膜切開」による手術とは違って、不整脈や脳梗塞などで血液をサラサラにする抗凝固剤も中止する必要もなく、全身的にもより安全な手術の実施に寄与しています。

（7）乱視矯正のために症例ごとにコンピューターグラフィックで切開位置を確認し、乱視の角度（軸）ごとに切開を工夫

眼内の角膜や水晶体は年齢とともに変化し、歪みなどの形状異常が現れる場合があります。そうなると入ってきた光も歪められて焦点が合わなくなってしまいます。これが乱視です。

白内障の手術前に角膜乱視の状況をきちんと調べておかないと、術後の視力に大きな影響を及ぼすことになります。そこで当院では、眼に合った眼内レンズの度数を計算するために最新型の「角膜トポグラフィー」という機械を導入しています。

ほとんどの眼科医が使用している「オートケラトメーター」では、そのようなきめ細かな測定や計算はできません。しかし角膜トポグラフィーは、角膜全体の数百以上の測定ポイントを計測し、角膜全体のカーブを計測することができます。その計測結果によって、当院では手術法を工夫し乱視の改善を図っています。

また、一部の眼科施設では、手術の際に乱視の軸を表示して正確な軸合わせを可能にするといわれる装置を設置し、「革命的なデジタル化手術」などとして喧伝する眼科医もいますが、これは数千万円もする高額な機械です。当院では、カメラの電子水準器を利用して、高精度に乱視の軸を決める超小型の電子式トーリックマーカーを開発。数万円の低コストで、数千万円と同等の機能を持たせて手術に活用し、より低コストで、最良の医療の提供に努めています。

このような乱視矯正のための検査と眼内レンズでの治療については、第８章の後半で詳しく解説することにします。

（８）最新の超音波白内障手術装置（米国製）の「センチュリオン・ゴールド」による熊本で最も進化した最新版モデルを導入し、「スプリット&メルト法®」による安全な核処理を実施

手術の流れに話を戻しましょう。「極小《ごくしょう》切開法」（ＭＩＣＳ《ミクス》）によるわずか2ミリほどの創口から、白内障になっている水晶体を包む前嚢にサークル状の窓を開けたら、次はその中の濁った核や皮質を細かく分解して吸引する核処理の過程に移ります。

当院では、米国アルコン社製の最新の超音波白内障手術装置「センチュリオン・ゴールド」において、熊本で最も進化した最新版モデルの機器を導入し、安全で痛みのない手術を実施しています。

わずか約2ミリの切開創から超音波チップの細い管を挿入して、核や水晶体を破砕するために超音波を振動させます。従来の手術機器では、このとき超音波チップが発熱し、眼内に挿入した部分の組織に局所的な熱傷などを発症して痛みが生じる場合がありました。その点、当院では「センチュリオン・ゴールド」でも最も進化した最新機器で、しかも「オジル　テクノロジー」というシステムで、特に核が硬化した高度の白内障でも超音波時間を顕著に短縮でき、創口の発熱を60%も軽減することで、術後の炎症も抑え、

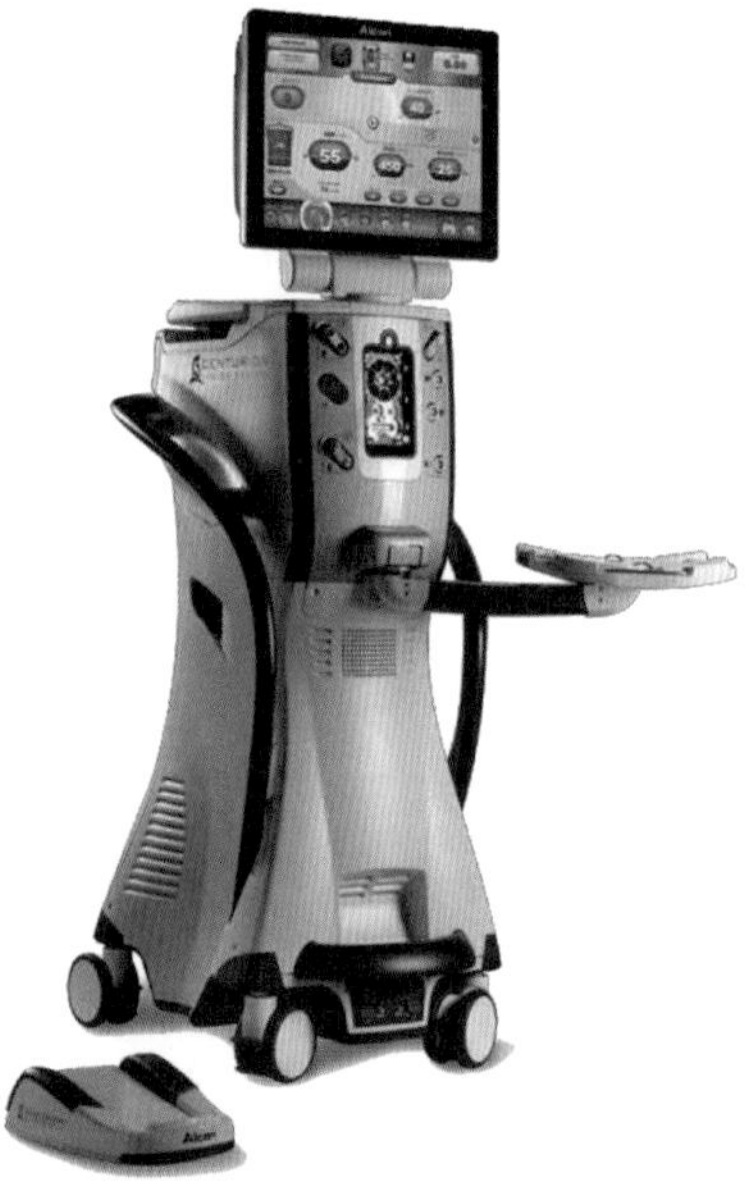

最新の超音波白内障手術装置「センチュリオン・ゴールド」の最新版モデル

眼の痛みを防いでくれます。

また、当院では、緑内障を合併した患者さんの白内障手術や白内障と緑内障同時手術も多く実施しており、加齢や緑内障、高度近視などで弱った視神経を保護するため、「アクティブ　セントリー」という正確な眼内圧管理システムにより眼内の水圧を低く保ち、痛みも抑えることのできる低眼圧・低灌流手術システムを導入。そして、当院では、白内障で濁った核を静かに分割し、溶かすように吸引除去する安全な核処理「スプリット＆メルト法」®を開発し、全症例に実施しています。さらに、「センチュリオン・ゴールド」を高頻回パルスモードに設定して使用し、静かな超音波で水流に悪影響を与えることなく、より円滑で安全な眼に負担の少ない手術を実現しています。

（９）２ミリの極小切開からの専用インジェクターによる最新の眼内レンズの挿入

濁った水晶体を粉砕吸引した後は、極小切開創口から小さく折り畳んだレンズを挿入します。

これまでの約60年間は、ハードプラスチックレンズが使用されてきました。工学的にも優れ、生体内に入れてもほとんど変化をしない長所はあったものの、折り畳めないために創口を大きく開く必要がありました。そのため、新たな乱視の発生や術後炎症の増大、後発白内障の発生（再発）などの懸念が付きものでした。このような理由から、当院では小さく折り畳めるソフトアクリルレンズを使用して、わずか2ミリの「極小切開法」（ＭＩＣＳ《ミクス》）による白内障手術を左記の最新の手技で実施しています。

ソフトアクリルレンズは、「極小切開法」（ＭＩＣＳ）による白内障手術に対応できる柔軟性の高いアクリル樹脂を使用した眼内レンズです。これを小さく折り畳んで「インジェクター」という小さな筒状の素材の中に包み込んでセットされた状態から、わずか2ミリほどの創口から周囲の組織に触れずに、きわめて清潔な無菌の状態のまま眼内に挿入します。手術後の切開創が小さければ小さいほど、術後の炎症も少なく、新たな乱視も発生せず、手術後の視力回復が早いのです。さらに、他のすべての眼内レンズと比較しても後発白内障が起こりにくく、あらゆる点で非常に優れた高品質レンズです。さらに当院では、院長考案の特殊鋼製メスを使った「ステルス切開法」®（不知火切開法）により、無縫合できれいに密着して違和感もなく、切開創が幻のように消えてしまいます。

さらに、この高品質眼内レンズには、紫外線のみならず、高齢者の視覚障害の主座を占める加齢黄斑変性などの原因となる「ブルーライト」も吸収してカットする機能も備わっており、眩しさや光の反射を抑えて自然な色彩で物を見ることができる「自然視」を可能にしてくれるメリットもあります。

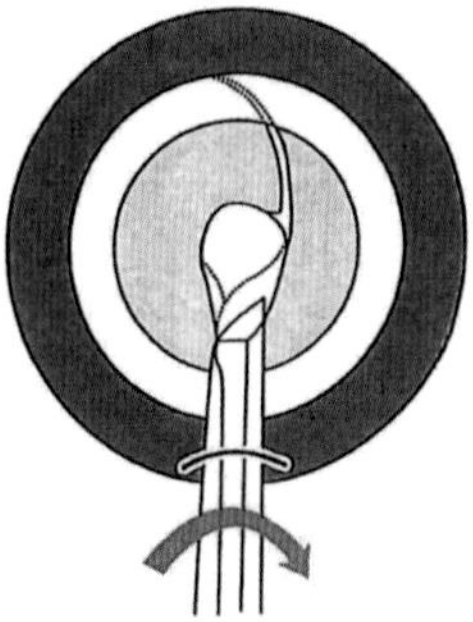

最新の高品質眼内レンズの挿入法

僅か2ミリの切開創から小さく折りたたんでセットされた、細かい筒状の器具から挿入可能で柔軟な高品質の眼内レンズを使用しています。

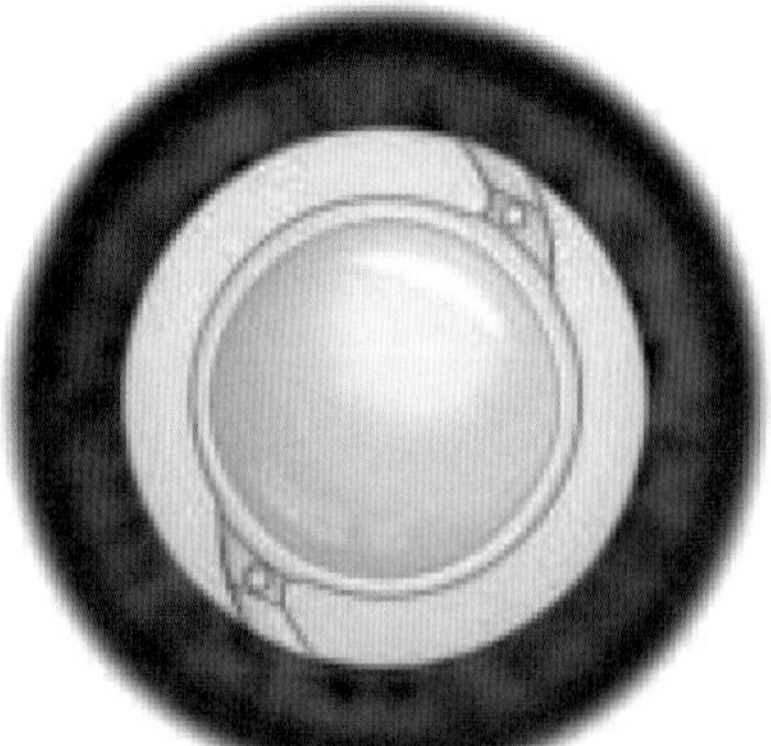

眼内に固定された最新の高品質眼内レンズ

加えて、この高品質眼内レンズは通常の生活に有用なだけでなく、写真家や画家、デザイナーなどの仕事や洋裁やパッチワークなどの趣味で細かな色彩を重要視される患者さんにも、安心して手術時にこの眼内レンズを挿入させていただき、多くの方々に喜ばれています。

◇当院での白内障手術「極小切開法《ごくしょう》」（ＭＩＣＳ《ミクス》）と「コンフォート・モノビジョン法」®をお受けになった患者さんのご体験談

１　うつ傾向までも治り、船舶免許も更新でき、今も海釣りを楽しむ

◇男性（68歳）宇土市

今年になって、両眼がかすんで見えづらくなってきたので、白内障の手術を受けました。こちらの病院の評判は前から聞いていましたので、不安はまったくなかったし、手術もあっという間に終わりました。

手術前は、物が見えづらいものだからテレビを見るのも面倒になり、食事も何を食べているのかよく分からず、気分が暗く落ち込んでいました。そんな塩梅《あんばい》ですから、外に出るのも億劫で「うつ」になっていたんじゃないかと思います。家族に誘われても行楽に出かける気も起こらず、仮に出かけても景色を楽しんだりすることもできませんでした。それが、手術後は世界がパッと明るくなった感じです。

今は視力が1.2に回復し、遠くの景色もよく見えるようになりました。また、村上先生によれば、健康保険が可能な上に機能性の高い眼内レンズを両眼に入れていただいたということで、遠くだけでなく運転の際のメー

ターやカーナビなど近くまで不自由なく良く見えるようになりました。

以前は人とすれ違っても、知り合いが会釈をしているのにも気づかず、随分失礼な人間だと誤解されたんじゃないかと心配になり、それも外出を控えていた原因でもありました。でも、今では大威張りで外出もできます。向こうから来る人の表情がよく分かるので、ついつい世間話にも花が咲きます。

実は、私の趣味は釣りなんですよ。船も持っていて、昔は仲間を誘ってよく釣りに出かけていましたが、ここ数年、船の操縦に自身が持てなくてやめていたんです。

しかし、手術後はすっかり元通りです。船舶の免許更新もおかげさまで無事に済みましたし、また釣り仲間を誘って出かけています。

こんなに生活が生き生きと行動的に変わり、気分まで晴れ晴れとなるなんて驚きです。もっと早く手術をすればよかったと、同年配の友人にも勧めているくらいです。

2 80代の後期高齢で、四季の花々と洋服選びを楽しみ、新聞が読める

◇女性（84歳）美里町

白内障の手術は、4月に右眼の手術をして、5月に左眼も手術しました。

最初は別の病院にかかっていたんですが、そこの病院では大学病院を紹介すると言われて、何かおおごとになった感じがして不安になってしまいました。

そんな時に、たまたまこちらの病院のことを聞いて、どうせお願いするなら信頼のおける先生がいいと思った

ものですから、思い切って村上先生に相談してみたんです。そうしたら、先生も看護師さんたちもとても優しく対応してくださって、こちらの話もよく聞いてもらえたんです。話しているうちに不安も消えて、「ああ、やっぱりここなら安心してお任せできる」と思えました。そこで思わず「何もかも先生にお任せします」と言っていました。

手術当日も、少しも怖くはなかったです。手術そのものも、痛みもなく10分ちょっとで終わりました。入院覚悟で行ったんですが、何とその日に帰ることができてさらにビックリでした。家に帰って眼帯をはずしたら、周りの何もかもがまっさらに見えて、まるで生まれ変わった気分でした。

今は近くの山の新緑や紅葉と四季折々の花々も色鮮やかに綺麗に見えるだけでなく、洋服選びも楽しくなり、毎朝の新聞も不自由なく読めるようになりました。

90歳近くになってこんな気持ちになれるなんて思ってもいなかったので、私が身をもって体験したことを、今は人のためだと思っていろんな方々に話しています。

それから、信頼のおける先生に出会えるということも大事ですね。

３　左右の眼のバランスを考えた最適の眼内レンズの手術で、美容師の仕事も不自由なく快適そのもの

◇女性（66歳）熊本市南区

私の場合は、メガネをかけても左右のバランスが合わなくて、とても不都合を感じていたにもかかわらず、「自

分は弱視だ」と勝手に決めつけて、どうしようもないんだと半ば諦めていたんです。

私は美容室を経営していまして、片方の眼が不具合でも仕事そのものにはそこまで影響はなかったものですから、そのままほったらかしにしていました。

ところが、ある日、店のお客様がこちらの病院のことを話されていて、「そんなに評判のいいお医者様だったら、私の眼もどうにかしてくださるんじゃないか」と希望が湧いてきて、すぐこちらに伺ったんです。「手術が必要ならお願いしよう」と、すでに手術をする決心もしていました。

村上先生にお会いして、自分の眼についていろいろとお話ししたら、どうでしょう！　加齢による白内障だったんですよ。弱視だと決めつけていた自分が恥ずかしかったですね。

早速、左眼の手術をお願いしました。レンズも左右のバランスを考えた上で、健康保険が可能で、しかも、見える距離も広い最適の眼内レンズを入れていただいたんです。お陰さまで、手術後は美容室の仕事でも、手元のカットをしながらちょくちょく鏡を見ても、焦点がぼやけることもなく、快適そのもので不自由なく良く見えています。

店のお客様に「何かいいことがあったの？」と訊かれて驚いたんですが、何と私、仕事をしながら鼻歌を歌っていたみたいなんです。それだけ仕事が楽しくなったということもありますし、新しいヘアスタイルにもチャレンジしたくて、お客様に勧めたりしている自分がちょっと誇らしくなります。ここしばらく感じられなかった、仕事に対するやりがいみたいなものが感じられて、何だか若いころに戻った気分です。

最近は、犬の散歩も自分で行くようになりました。周りの景気がきれいで、世界が変わったような気がします。

「私の人生は、まだまだこれからよ！」と言いたいくらいに私自身を変えてくれた手術に感謝するとともに、今度はぜひ右の眼も手術したいと思っています。

7 健康保険のみで可能な高機能付加価値眼内レンズと単焦点眼内レンズの勧め

・一生に一度の選択故に、ご自身の生活スタイルと希望の見え方の実現に向けた最賢の眼内レンズ選択のために

①眼内レンズの種類とご自身の生活スタイルに合わせた選択の勧め

白内障手術で使用される眼内レンズの種類には、

(ア) 保険診療での一部負担金のみの低額で手術可能な単焦点眼内レンズと高機能付加価値眼内レンズ

(健康保険制度以外での高額な自費負担は一切なし)

(イ) 高額な自費負担が必要な多焦点眼内レンズなどがあります。

さらに、多焦点眼内レンズの中には、

(A) 一部のみが適用される「選定療養」に該当する高額な多焦点眼内レンズと、(B) 健康保険を全く使用しない「自由診療」により非常に高額な全額負担による多焦点眼内レンズ、(C) さらに超高額な全額自費での「自由診療」によるレーザーでの部分白内障手術による多焦点眼内レンズに分けられます。

しかし、眼内レンズというのは、どんなに高額な金額で高機能であっても人間の自然な眼の仕組みとは違う

形で人工的に視力を出しているため、良い点もあれば必ず悪い点（副症状）も数多くあるということを知っておくことが賢明です。眼科医の勧めるままに高額なレンズを選んだ結果、ご本人が希望の視力や見え方にならず歯がゆい思いや後悔をして、通常の保険診療のみの眼内レンズへの入れ替え手術を全て自費で実施されている患者さんも少なくありません。すなわち、「値段が高ければ高いほど良い」などと誤解せずに、眼科医から十分な説明を受けるだけではなく、本書などの知識も活用していただき、それぞれの特徴と各レンズの費用の実態を知った上で、ご自身の快適な視生活に合うための眼内レンズを選ぶことをお勧めします。

②健康保険のみで可能な単焦点眼内レンズの費用

・全て健康保険制度内で適用できる低額で済む眼内レンズ

単焦点レンズの中にもいくつかの種類があり、特に最近では、遠方から中間まで明視域の広い高次機能の付加価値レンズが登場しています。

それでも、単焦点レンズの費用はすべて健康保険が適用されますので、低額の自己負担のみの支払いとなります。

これに対して、多焦点レンズの費用には、保険以外の高額な自己負担分が発生します。

多焦点眼内レンズの中でも、厚生労働省の定める「選定療養」に認定されているものについては、追加費用が自己負担ということになります。この場合、白内障の手術自体については単焦点眼内レンズと同じく保険が適用されます。しかし、日本眼科学会の指針で決められた規約として、使用する多焦点眼内レンズと通常の

健康保険のみで可能な単焦点眼内レンズ及び高機能付加価値眼内レンズの手術費用

当院は外来での日帰り手術のため、老人保険及び高齢者保険（70歳以上）での自己負担限度額（月額）で済みます。

当院窓口のお支払いは、外来での日帰り手術のため、入院とは違い費用も低額で済みます。即ち、一般の方は１８．０００円、低所得の方は８．０００円（但し、一定以上所得の方は３割負担となります下記を参照ください）。

また、手術給付金のある生命保険の給付は、日帰り白内障手術も「水晶体再建術（眼内レンズを挿入する場合）」として適用となります。

また、手術給付金のある生命保険での給付は、日帰り白内障手術でも可能です（現在、郵便局などの簡易保険を除く、ほとんどの生命保険で日帰り手術も手術給付金の適用となります）。

ご負担の割合	ご負担金額（令和４年４月現在）
1割及び2割負担（低所得）	8,000円
1割及び2割負担（一般高齢者）	18,000円
3割負担	40,000円程度

70歳以上の人／高額療養費（高額医療費）の自己負担限度額について

同じ月内に医療機関に支払った自己負担額の合計が高額になった場合、申請をして認められると、自己負担限度額を超えた分は高額療養費（高額医療費）として支給されます。７０歳以上または老人保険で医療を受ける人は右表のような自己負担限度額となります。（但し、一定以上の所得の方は３割負担となります。）

自己負担限度額（月額）

	外来（個人単位）
一　般	18,000円
低所得者II	8,000円
低所得者I	8,000円

70歳未満の人／高額療養費の自己負担限度額について

同じ人が同じ月内に、同一の医療機関に支払った自己負担額の合計が高額になった場合、限度額認定書を申請し医療機関に提示することで、自己負担限度額を超えた分は高額療養費として支給されます。

【手続き方法】

①国民健康保険の方

　市役所（役場）へ国民健康保険証と印鑑を持参し、事前に申請してください。

②社会保険（全国健康保険協会・政府管掌）の方

　全国保険協会へ保険証と印鑑を持参し、事前に申請してください。

【お問い合わせ先】全国健保協会（TEL：０９６-３４０-０２６２）

保険適用の主な眼内レンズとの差額の実費代金、および手術前後の所定の検査代金、さらに医療従事者による手術の説明手数料などについては自己負担となります。しかも、この自己負担の費用については、各眼科施設により相当の金額差があり、時として思いの他高額の費用が請求される場合もあります。

このような多焦点レンズをめぐる費用の問題点については、第8章で詳しく解説することとします。

それ以外の厚労省の薬事未承認の多焦点眼内レンズは完全な自由診療の場合には保険適用にはならないため、費用は全額の自己負担になります。このため、非常に高額な自己負担が必要となります。

このように見てくると、単焦点レンズの方が合理的な金額（低額）での手術が可能です。

これについて、患者さん自身も大きな思い違いをされている場合が多々見受けられます。すなわち、レンズの名称に惑わされて、「従来の『単焦点眼内レンズ』よりも、高額な『多焦点眼内レンズ』の方が優れているのではないか？」という誤解です。

しかし、実は健康保険制度内で全て適用できる眼内レンズの方が多焦点眼内レンズ特有の「不快光視現象」などの副症状の心配も無く、しかも、患者満足度に最も関係する「コントラスト視力」（見え方の鮮明度）も多焦点レンズよりもはるかに優れており、手術後にほぼ不自由ない快適な視生活を提供できています。

一部には、「単焦点レンズは合うピントが1ヵ所だけ」などとして、「多焦点レンズが良い」などと喧伝して高額な多焦点レンズを勧める眼科医や眼科施設もあります。しかし、多焦点レンズによるコントラスト視力の低下（全視界でのぼやけ・かすみ）やさまざまな不快光視現象（ハローとギラつくグレアやスターバーストなど）、手術後の加齢や眼病の発症による全距離での視力低下など数多くの副症状を有するとともに、多焦点レンズが適さない数多くの患者さんも少なからずおられるのです。

これについても、詳しくは第８章で解説します。

一方で、単焦点レンズの機能も非常に向上しており、さらに第９章で後述する当院の手術法「コンフォート・モノビジョン法」®などにより数多くの患者さんが快適な視生活を取り戻しておられます。

③ライフスタイルや症状に合わせた単焦点眼内レンズ及び高次機能単焦点眼内レンズの処方例

ご自身のライフスタイルを思い浮かべてみましょう。

各ライフスタイルに合わせた眼内レンズの処方により「快適な視生活の実現」を可能にしています。

（ケース①）

「すでに退職されていてウォーキングなどの運動はしているが普段は家の中で過ごすことが多い」という方。そんな方には健康保険制度内で全て適用できる低額で済む「単焦点眼内レンズ」がお勧めです。

単焦点レンズも進化しており、最近はすでにかなり性能が向上しています。すなわち、単焦点レンズにも遠方から中間まで明視域の広い高機能レンズが登場しています。さらに当院で発明し実施している「コンフォート・モノビジョン法」®による手術法により、裸眼でも遠方から近方近くまでほぼ不自由なく快適な視生活も可能になりました。

（ケース②）

もともと近視が強かった方の中でも、室内で過ごすことの多い方は、「軽度の近視」に合わせておくと、室内のほとんどの場所を裸眼で楽に見ることができるようになり、快適に生活できます。

例えば、新聞や本を読んだり、パソコンやスマホをよく使う方は、ピントをより近い30センチ程度に合わせておくと、手元がくっきり見えて便利です。そして、少し離れた遠くの場所を見る時は、弱い近視用のメガネを使うようにすることで不自由なく快適な生活が可能です。

（ケース③）

もともと遠視があり、若い頃は視力が良かった方は、加齢に伴い遠方も近方も遠視と老眼のために見にくく不自由になることが多くあります。この場合、単焦点レンズを正視に合わせることで遠方から中間までかなり見やすくなり、弱い老眼鏡で手元も快適に見えるようになります。さらに、明視域の広い高機能単焦点レンズを使用し、かつ当院での「コンフォート・モノビジョン法」®の手術を行なうことにより、裸眼で遠方、中間、そして近方近くまで特に不自由なく快適な生活が可能になり得ます。

（ケース④）

ライフスタイルに合わせた『眼内レンズ』の選び方（例）

30cm ～ 40cm　　50cm　　1m　　∞

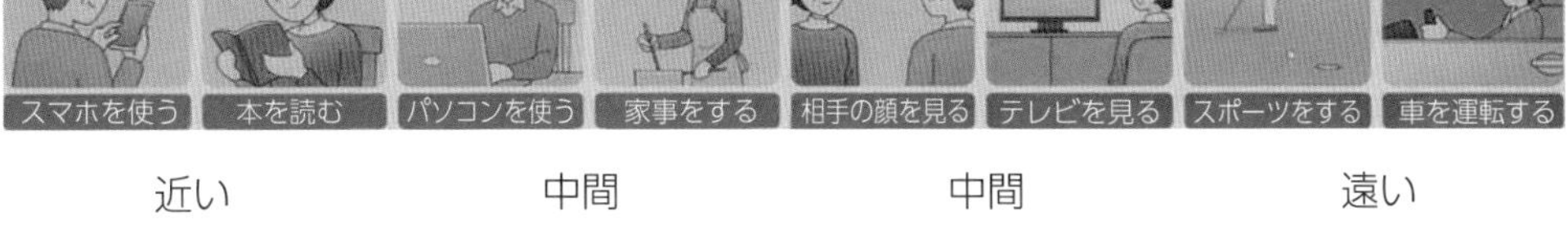
スマホを使う
本を読む
パソコンを使う
家事をする
相手の顔を見る
テレビを見る
スポーツをする
車を運転する

近い　　中間　　中間　　遠い

強い乱視がある方は、眼内レンズにトーリック（乱視矯正）機能を付加したトーリック眼内レンズも検討することができます。単焦点レンズの場合、トーリック眼内レンズを使用しても追加の費用負担は一切ありません。

これに対して、乱視のある方が多焦点レンズを選択した場合、トーリック（乱視矯正）機能付き多焦点レンズについては、高額な多焦点レンズの費用に加えて、眼科施設によっては片眼だけでも別途3万〜5万円程度が追加請求されることになるので注意が必要です。さらに、この「トーリック眼内レンズ」は、その乱視矯正効果の安定性に問題があり、これについても、詳しくは第8章の後半で解説します。

④他の眼病を有する症例での単焦点眼内レンズの有用性

白内障以外のさまざまな余病があるために多焦点眼内レンズが向かない方にも、単焦点眼内レンズなら人生100年の老後にも安心してお過ごしいただけます。

例えば、緑内障など視神経に疾患のある方、糖尿病網膜症や加齢黄斑変性、像の歪みをもたらす網膜前膜、網膜裂孔、網膜剥離や網膜色変性症など網膜の病気や疾患のある方、角膜混濁や角膜外傷などの角膜疾患やドライアイを含めた不正乱視を有する方、ぶどう膜炎などの炎症性疾患、高齢者に非常に多い落屑《らくせつ》症候群及び眼の外傷歴やアトピーなどが原因でチン小帯（眼球内で水晶体を支持し固定している極細な繊維の集まり）の弱い方などです。

このような方々には日本眼科学会の指針で多焦点眼内レンズの適応除外となっています。

さらに、65歳以上の高齢者や夜間や薄暮（早朝や夕暮れ時）などに車の運転をする方にも、単焦点眼内レンズが向いています。

また、単焦点眼内レンズは、多焦点眼内レンズとは違って多方面に光を分散しないので、細かい作業や暗所や薄暗い環境での仕事をされる方にもお勧めできます。

⑤「単焦点眼内レンズ」の優位性

「単焦点眼内レンズ」は「多焦点眼内レンズ」とは違い、不快光視現象などの副症状の心配もなく、乱視や度数ズレにも強いことが知られています。

多方面に光を分散する「多焦点眼内レンズ」では、手術後にさまざまな不快光視現象などの多くの副症状を引き起こすというデメリットがあります。かすみやぼやけなどコントラスト視力（見え方の鮮明度）の低下やまるで眼球に油を塗り付けたようにスッキリ見えない「ワクシービジョン」、光の周りに輪がかかった様に滲《にじ》んでぼやける「ハロー」やギラつく「グレア」、さらに、花火のように光が散って見える「スターバースト」、見ている像の横に暗い影が出てくる「ゴーストビジョン」、そして、手術後の遠方視がはっきり見えないという不満足などといった数多くの副症状の出現が明らかになっています。

その点、単焦点眼内レンズはコントラスト視力（見え方の鮮明度）が非常に良好で、くっきりはっきり見えるのが特長です。

多焦点眼内レンズのもう1つの問題点は、手術前の予測値と比べて屈折度数ズレに対する許容性が著しく低く、遠方から近方までの裸眼での視力低下が全ての距離で起きやすいということです。さらに乱視が残存する場合は、光を多方面に分散するためさらに見え方が一層悪くなり、極端に視力が低下することも明らかになっています。また、強めの近視や遠視で度数が強い方、ドライアイなどによる不正乱視がある方では、特にデジタルの度数計算式が合わない場合もあります。そうなると、そもそも選んだ眼内レンズの度数が合わないために、せっかく高額な多焦点レンズを入れてもぼやけて見えにくい上に、遠くも近くも裸眼では視力が上がりにくいという最悪の事態が生じ得る事も知られています。

一方、単焦点眼内レンズの場合は、もともと持っている軽度の乱視であれば許容性も高く、裸眼での良好な視力の明視域が確保できるのです。当院では、このような乱視や度数ズレを防止するために、複数の習熟した検査スタッフが、最新の高精度トポグラフィーを使った角膜の屈折度測定や最新の光学的検査法と超音波検査法を併用した眼軸長検査を行なっています。これらの検査は、２回目以降は費用を請求することなく複数回実施して、より高い精度の眼内レンズの度数決定の保全に努めています。

⑥単焦点レンズにも、遠方から中間まで明視域の広い高機能レンズが登場

白内障の手術後に自分が理想とする視生活を送れるかどうかは、いかに自分に合った眼内レンズを選ぶかにかかっています。しかし、どのレンズが自分に合っているのか、なかなか決められるものではありません。ご自身の普段の生活を振り返っても、運転などで遠方を見ることが多いのか、テレビなど中間距離を見ることが多いのか、あるいはデスクワークや細かい手仕事で近方を見ることが多いのか、考えれば考えるほどいずれの距離も必

要に思えてきてしまいます。こうして迷った末に、「値段の高い眼内レンズの方が良いのではないか？」とか「同じ多焦点眼内レンズの製品でも高い金額表示の眼科の方が良いのではないか？」などと思い違いしてしまう方も多いのです。

しかし、全ての眼内レンズにメリットとデメリットがあることを忘れてはいけません。眼内レンズの選択のポイントは、決して高い金額にあるのではないのです。患者さんがどのように見えるようになりたいか、どのような距離で見えるのが最も快適かを見極めることが大切であり、選択の優先順位は患者さんの見え方の希望なのです。

若いころの水晶体とは違って、どこにでも焦点の合う眼内レンズ、全ての希望を叶える眼内レンズは、たとえどんなに高額なレンズであっても存在しません。人間の水晶体は自然に厚みを調整して、見たい物に自在にピントを合わせることができますが、白内障手術で置き換えた眼内レンズは、どんなに高額なレンズであってもピント調節機能を取り戻すことはできないのです。

最近では、非常に高額なレーザー白内障手術の機械やデジタル機器を導入した白内障手術や、高額な多焦点眼内レンズによる手術を喧伝する眼科も増えてきてはいますが、ここ数年でこのようなレーザーやデジタル機器による白内障手術や高額な多焦点レンズにも、さまざまな副症状のデメリットや手術後のリスクもあることが分かってきました。

このような事実をよく理解した上で手術を受けなければ、「せっかく高額な多焦点眼内レンズにお金をかけたのに、望んでいたような見え方にならない」と不満だけを持つ人も少なくない実態が明らかになっています。

当院では、手術前に眼内レンズの度数や種類決定のための患者さんへの希望アンケートをお願いしています。目標とする見え方に合う眼内レンズの度数を決める参考とするために、患者さんが特に重要視している視距離や生活習慣、並びに現時点でのメガネやコンタクトレンズでの矯正状況について確認します。肝心なのは、患者さんのライフスタイルにとって、どの視距離が最も大切なのかを割り出すことに尽きると言えます。

日本眼科学会総会で講演された北里大学医療衛生学部の川守田拓志准教授による調査研究報告によると、白内障手術を受ける高齢者の皆さんの日常生活での視距離に関する調査研究において、調理や食事以外でもテレビやパソコン画面を見たり、買い物時にスーパーの値札を見たり、運転時にもカーナビやメーターを見るなど、遠方から中間までの距離を見る機会が意外に多いことが分かっています。

普段は当たり前のように取っている作業距離や視距離は、本人が考えている以上に重要なのです。医師には患者さんの日常生活や視生活などに関するいろいろな情報が必要です。患者さんのほうでも、自分を理解してもらうためにご自身の日ごろの行動パターンを記録して、どの距離での見え方を希望するかを具体的に伝えていただくことが、満足のいく手術を受けるためにも非常に大切なことなのです。そのため当院でも、このような希望調査とともに手術前の念入りな問診や事前の個別説明会の時間を複数回設けています。

これまでは、高額な多焦点眼内レンズを入れても、ぼやけやかすみなどコントラスト視力の低下に加えて不快光視現象も生じて、不満を抱えたまま老後の生活に耐えざるをえない方も少なくありませんでした。しかし、最近では進化した付加価値ある単焦点眼内レンズなどが複数登場して、多くの患者さんの快適な老後の視生活に役立ち喜ばれています。費用は全て保険適用で一部自己負担のみの低額で済みます。しかも、このような新しい高次機能を有するレンズは遠方から中間、そして近方近くまで裸眼で鮮明に見えやすい明視域の広い眼内レンズなのです。

⑦全て保険内で広い明視域を実現する「低加入度数分節眼内レンズ」（レンティス・コンフォート）

２焦点眼内レンズでありながら、通常の全て保険適用のみでの手術を受けることのできる画期的な２焦点眼内レンズとして脚光を浴びているのが「低加入度数分節眼内レンズ」です。分節型というのは、上半分が遠方に、下半分が中間距離にピントの合う厚生省の薬事承認の高機能レンズ（製品名レンティス・コンフォート＝参天製薬）です。このレンズは、高額な多焦点眼内レンズの副症状であるぼやけやかすみ、コントラスト視力の低下などの不快症状の心配もなく、遠くから中間域まで広い明視域の視生活が可能になります。両眼手術の場合には、両眼の相乗効果によりさらに近方約40㎝まで明視域が広がることも報告されています。ただし、顔を近づけて文字を見る習慣のある方は、弱い度数の老眼鏡やハズキルーペなどの度数調節機能付きシニアグラスが必要となる場合もあります。

第９章で詳述しますが、当院で実施している「コンフォート・モノビジョン法®」の手技では、「低加入度数分節眼内レンズ」で遠方から中間域にとどまらず、さらに近方までの広い明視域を得ることができ、快適な視生活を楽しむことができます。

ちなみに、このレンズは水との共存により長期的な透明さが期待される親水性アクリル素材です。

なお、この眼内レンズでもぶどう膜炎および糖尿病網膜症の手術前合併症があり、かつ緑内障手術を複数回実施された症例で、国内で17万件の手術中わずか2症例ですがレンズ混濁の合併症が報告されています。このレンズの素材が親水性であることから、複数回の緑内障の手術やぶどう膜炎、さらに増殖型糖尿病網膜症に対して、ガスや空気、シリコンオイルなどを注入する硝子体手術を要する症例などではリスクがあるとされ、いずれも禁忌ではありませんが慎重適応となっています。

⑧「高次機能非球面単焦点レンズ」（アイハンス）も全て保険内で違和感なく快適な視生活が可能に

保険診療内で使用できる上に、遠方から中間域（50～60㎝）まで広い明視域をもつ単焦点眼内レンズが登場しました。「高次機能非球面単焦点眼内レンズ」（製品名アイハンス＝ジョンソン&ジョンソン社）です。

このレンズは多焦点眼内レンズとは違って、コントラスト視力（見え方の鮮明度）も非常に良好で、光が滲《にじ》んだり白くぼやけて見えるハローやギラツキ現象のグレア、花火の様に光が散る現象のスターバーストなどの不快光視現象や夜間や薄暮の運転時の違和感の心配もなく、遠方から中間域まで生活で最も使用頻度の高い距離での広い明視域が得られる、高次機能の付加価値のある単焦点レンズです。

特に遠方から中間域の距離、すなわち、運転や歩行だけではなく生活に必要な食事、調理、運転時のカーナビやメーターの目視、テレビの視聴やスーパーの価格票の確認、パソコン使用など、高齢者の日常の視生活の調査研究でもかなり高頻度に使用される距離をカバーし、快適な老後の生活を実現するのに有用なレンズとして高く評価されています。多焦点レンズの場合には、遠方から近方までの多くの像を脳で同時に解析する必要があり、眼と脳への負担が大きいのですが、このレンズは65歳以上の高齢者にも安心して使用していただけます。

また、第9章で詳述しますが、当院で発明し実施している「コンフォート・モノビジョン法」®では、両眼の白内障手術を実施する際に、まず優位眼（利き眼）がどちらかを確認して、特に患者さんの希望がない限りは片眼の手術からできるだけ1～2週間以上空け、先に手術した眼とのベストマッチとなる眼内レンズと度数の組み合わせを考えて、もう一方の眼の手術戦略を立てています。このため、高次機能の付加価値を有する「アイハンス」の優位性を生かして、例えば、左右に少し度数の違うレンズを入れて両眼で遠方から近方までに見える広い明視域を確保したり、患者さんそれぞれの日常生活にジャストフィットした快適な見え方を全て保険診療のみで実現できるように努めているのです。

8 「多焦点眼内レンズ」をめぐる数多くの問題点

①「多焦点眼内レンズ」の「実際の治療効果」とは？

単焦点眼内レンズに対して、焦点の数が2つ以上あるのが多焦点眼内レンズです。現在、日本で認可されている多焦点眼内レンズには、〝遠方・近方〟または〝遠方・中間域〟の2点に焦点が合うレンズと、〝遠方・近方・中間域〟の3点に焦点が合うレンズや連続焦点レンズなどがあります。

インターネットなどで多焦点眼内レンズを検索してみると、「乱視や老眼も治し、メガネも要らなくなる」などと盛んに喧伝している眼科もあります。しかし、実際の多焦点眼内レンズはこんな夢のようなレンズではなく、メリットもあれば多くのデメリット（副症状など）もある人工のレンズです。

慶応大学医学部眼科の根岸一乃教授が日本眼科学会の眼科専門医に対する教育講演の中で指摘されている通

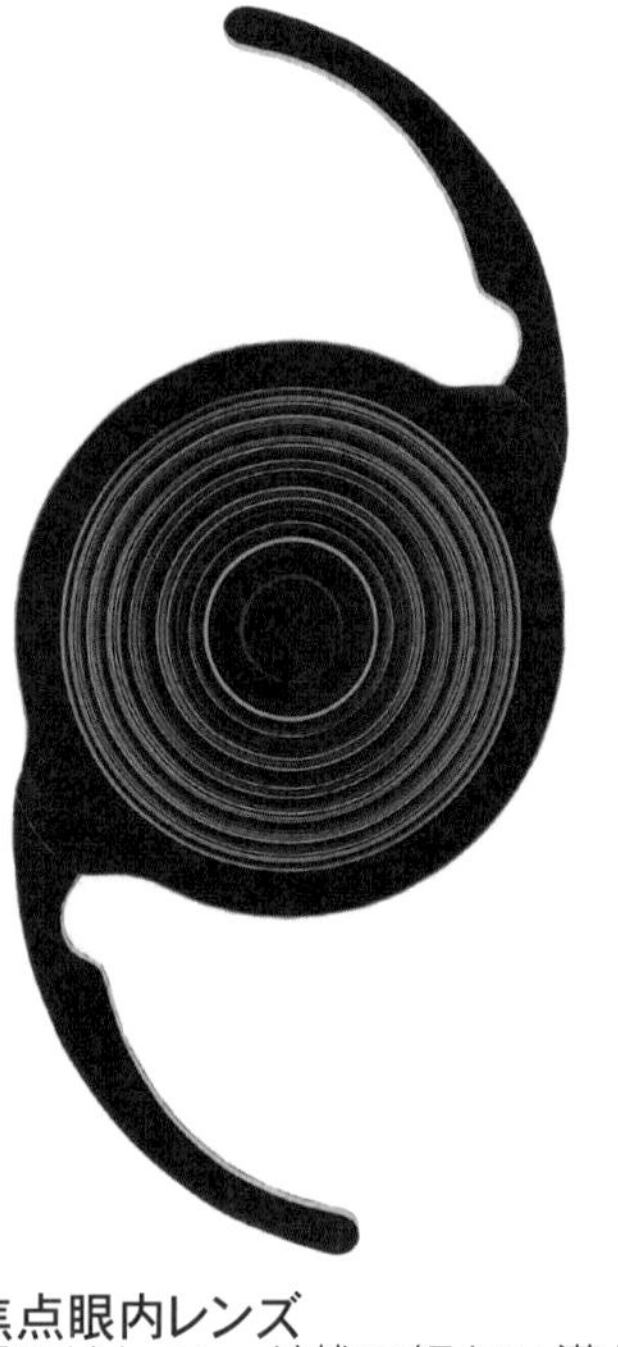

多焦点眼内レンズ
表面にはレコード状の細かい溝が多数入っているため、光が散乱しやすく、さまざまな不快な副症状が生じやすい。

り、単焦点レンズの最大のメリットである「良好なコントラスト視力」（鮮明な見え方）と、多焦点レンズによる「広い明視域」（遠方から近方までの見えやすい範囲）とは、「トレードオフ」の関係にあるということです。この「トレードオフ」とは、「得るものがあれば、代償として失うものがある」という意味です。すなわち、多焦点レンズによる明視域が広がれば見やすい距離は広がりますが、患者満足度で最も重要なコントラスト視力（見え方の鮮明度）は、その分だけ反比例して落ちていき副症状も増えていくというわけです。

私は、何よりも患者さんが十分に白内障に関する眼内レンズについて、正しい情報を知った上で選んでいただくことを願っています。そして、そのためにこの本では、多焦点レンズに関してその真実をお伝えするとともに、率直な意見を書かせて頂くことにしました。

以下では、私が多焦点眼内レンズについての問題と考える『自費負担での費用』の問題と『実際の治療効果』の問題を詳しく解説するとともに、個々の多焦点レンズの特徴と副症状、金額などについても解説します。

②「選定療養」としての高額な多焦点眼内レンズの費用の内訳と金額の暗闇

第7章でもご説明した通り、多焦点眼内レンズの中には、（A）一部のみ保険が適用される「選定療養」に該当する高額な多焦点眼内レンズと、（B）健康保険を全く使用しない「自由診療」での非常に高額な全額自費の負担による多焦点眼内レンズ、（C）さらに超高額な全額自費の「自由診療」でのレーザーを使用した部分白内障手術による多焦点眼内レンズに分けられます。

まず「選定療養」についてですが、厚生労働省の定める「選定療養」に認定されているものについては、保険適用分以外の追加費用が自費負担分ということになります。つまり、白内障の手術自体については単焦点眼内レンズと同じく保険が適用されますが、日本眼科学会の指針で決められた規約として、使用する多焦点眼内レンズと通常の保険適用の主な眼内レンズとの差額の実費代金、および手術前後の所定の検査代金、さらに医療従事者による手術の説明手数料などが自費負担となります。

前章でも述べたように「選定療養」とは保険診療と併せて「保険外併用療養費」として自費負担することで受けられる医療サービスです。この「選定療養」における自費負担分に当たる「保険外併用療養費」は、健康保険法の一部として「実費」としてのみ認められており、眼内レンズの差額などで利益を上げることは禁じられています。厚労省が薬事承認した多焦点眼内レンズについて、日本眼科学会の指針により別図のように「多焦点眼内レンズ」に係る「選定療養」の運用規約が定められ、その遵守が眼科施設に求められています。この規約において「保険外併用療養費」として患者さんから徴収する料金も規定されており、まず、①多焦点眼内レンズ（製品毎）の実費（購入価格）から通常の保険適用の主な眼内レンズの実費（購入価格）との差額と、②多焦点眼内レンズでの手術の前後に必要な検査の費用（術前後の計2回で合計６２４０円）に加え、さらに、③手術前の患者さんへの手術に関わる説明手数料として、看護師や視能訓練士などの医療従事者の時給額の0.5～１時間分（一般的に１０００円～２０００円程度）を目安に加算することが定められています。

しかし、昭和大学眼科兼任講師の平松類博士は、白内障手術に関する著書『その白内障手術、待った！』

の中で、「多焦点眼内レンズに関わる手術には闇《やみ》の部分がある」とはっきりと指摘されています。どういうことでしょうか？

日本眼科学会による「選定療養」の運用規約の指針に従って、各都道府県の地方厚生（支）局（熊本県では九州厚生局熊本事務所）長宛てに前述の多焦点眼内レンズ（製品ごと）の購入価格と通常の保険診療での白内障手術で使用している主な眼内レンズの購入価格を示す資料の添付が義務付けられており、「保険外併用療養費」として各都道府県の厚生局のホームページに公示されています。例えば熊本県の場合には、インターネットで「保険外併用療養費　熊本県」と検索すると、県内の各眼科の多焦点眼内レンズの届け出価格が公示されています（なお、眼科施設によっては届け出ているレンズの製品が番号のみで記載されている例もあり、もし不明な点があれば眼科施設での多焦点レンズの製品名での保険外費用について確認されることが賢明です）。

選定療養について

多焦点眼内レンズに係る選定療養の運用について（第2版）

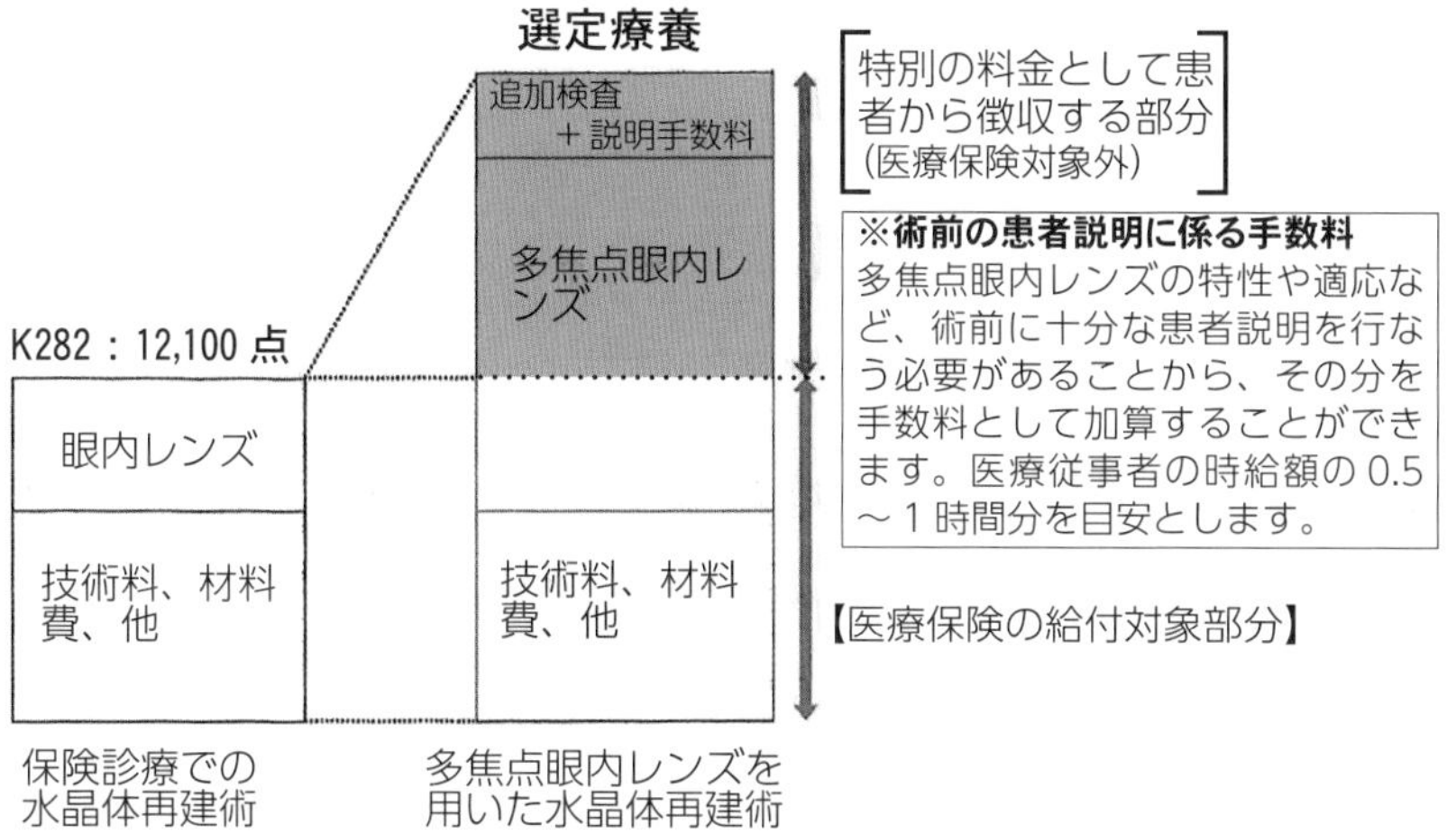

出典：日本学会学会ホームページ

その公示を見ると、同じ多焦点眼内レンズの製品でも眼科施設によって、届出価格の金額が大きく異なることが分かります。

例えば、現在使われている多焦点眼内レンズとして、日本アルコン社の「クラレオン・パンオプティクス」(Clareon Pan Optix) というレンズでは、乱視なしの場合、金額の低いところは17万5００円ですが、高いところは34万円です。乱視入りの場合では低いところは19万２５００円ですが、高いところは39万５０００円となっており、事実約20万２５００円もの徴収価格の金額差があります。

また、ジョンソン&ジョンソン社の連続焦点レンズ「シナジー」では、乱視なしで14万円~38万円、乱視入りが16万円~42万円となっており、実に2倍以上の26万円もの徴収価格の金額差があるのが現状です。

このように同じ多焦点レンズの製品でも、眼科施設によって大きな価格差が生じる理由は何でしょうか?業界内部の関係者からの情報では、眼科の中には納入の際に眼内レンズメーカーなどから直接ではなく、院長の夫人や親族などが経営するメディカル・サービス法人(MS法人)などの「ファミリー企業」を経由して、高額な納入価格で購入するからだといいます。このような方法で、利益をMS法人などの「ファミリー企業」に受け取らせた上で、高額な納入価格の伝票を添付して、高額な「保険外併用療養費」の届出申請を厚生局に提出している眼科施設があることが指摘されています。そして、患者さん側には高額な保険外併用医療費として請求するのが、「闇」の手法の一つであると指摘されています。

もう一つの問題は、③の「説明手数料」についての「闇」です。眼科医療の現場では診療効率面から、一般的には医師は少しの時間だけ説明をして、その他の大半の説明は医療従事者である看護師や視能訓練士などが約30〜40分程度をかけて両眼の手術についての説明を行ないます。そこで、説明手数料はこれらの医療従事者の0.5〜1時間分の時給が換算される根拠になっています。そのため、常識的には1000円〜2000円程度が相当と考えられています。しかし、現実には、5000円から2万円前後の請求も多く、中には5〜10万円以上も加算する施設も出てきています。しかも、両眼の手術時にはたった1度の術前説明なのに、合計2度の説明手数料が加算されて患者さんに請求されている眼科施設もあると聞きます。

さらに、一方で患者さん側にしてみれば、「高ければ高いほど良い眼内レンズで良い白内障手術が受けられる」などと思い違いをする方も少なくないのです。また、患者さんの家族の心理としても、大切な親への恩返しの意味で、「少しでも高額な眼内レンズや手術を受けさせたい」と願い、法外な金額でも支払ってしまうケースも少なくないのが実情です。

そして、このような「価格の闇」の経緯と患者さん側の心理などから、残念ながら「多焦点眼内レンズは儲かるから」と、多焦点眼内レンズでの手術をしつこく勧めたり、巧みに誘導したりする眼科施設や医師もいると聞きます。

しかも、この多焦点眼内レンズには、長所ばかりでは無く後述するコントラスト視力の低下や不快光視現象などの副症状による短所も多くあり、日本白内障屈折矯正手術学会監事の市川一夫博士も、ご自身の著書『白内障手術』の中で、「多焦点眼内レンズの長所しか言わない医師や、とにかく高額なレンズをしつこく勧めてくる医師や眼科は避け、他をあたった方が良い」と平松類博士と同様に明言しておられます。

さらに、患者さん側の注意点として、もし選定療養や自由診療による高額な多焦点眼内レンズによる白内障手術を実施後、不調により眼内レンズを摘出し、単焦点眼内レンズへの挿入手術を行なう場合もあることを想定していただきたいのです。もしそのような事態が起きた場合、支払った多焦点眼内レンズの費用は一切戻ってこず、かつ、摘出手術で単焦点眼内レンズに入れ替える手術も、健康保険扱いは違反行為となるため、すべて自費となります。しかも、多焦点眼内レンズの場合、他の眼病を有する数多くの患者さんが手術適応外となるだけではありません。慶應義塾大学医学部眼科の根岸一乃教授らによる日本眼科学会の調査報告でも、特に他の眼病の合併症が無い場合でも、手術前に術後の多焦点眼内レンズでの不調を生じうる症例を見つけ出すことは困難であり、「実際に多焦点眼内レンズの手術をしてみなければ、不満例の予測がつかない」という現状が報告されているのです。

このため、各眼科施設で多焦点眼内レンズでの手術を受ける場合には、手術や眼内レンズの自費負担分に加えて、仮に眼内レンズを入れ替える事態が生じた場合の自費負担の費用も確認しておくことが必要です。

③「自由診療」としての超高額な薬事未承認の多焦点眼内レンズの金額とそのリスク

全ての費用が自己負担となる「自由診療」では、使用されるレンズは厚労省の認可を受けていない薬事未承認の多焦点眼内レンズです。もちろん保険も適用されず、厚労省が承認する「選定療養」の認定もないため、眼内レンズの費用だけではなく術前の検査から手術まで全額をすべて自費で支払わなければなりません。そのため手術にかかる費用は非常に高額となり、片眼で総額50万円〜100万円以上、両眼では100万円～200万円以上にもなるケースが多くなっています。

このように高額な自由診療での多焦点眼内レンズの手術を行なう眼科施設の中には、非常に高額な多焦点眼内レンズを無理やり勧めたり、眼内レンズの長所しか言わず「○○さんにぴったりのドイツ製やベルギー製の舶来レンズがありますよ」などと巧みに誘導して売り付けるケースも報告されています。このため平松類博士も、高額な自費負担のレンズをしつこく勧めてくる医師はやめたほうが賢明であることを、ご自身の著書『その白内障手術、待った！』の中ではっきり指摘されています。

さらに、自由診療での眼内レンズの問題点として、価格以外にもう一つ注意しなければならない重大なリスクがあります。それは、これらの多焦点眼内レンズが厚労省の薬事未承認レンズであるため、手術後の合併症や不快な副症状、副作用などによる患者さんへの不利益が生じた場合にも、厚労省では関知されずに「自己責任」として、手術を受けた医療機関のみとの交渉となってしまう点です。しかも、このような多焦点眼内レンズのさまざまな不快光視現象、コントラスト視力（見え方の鮮明度）の低下などの不具合に耐えかねて、眼内レンズを摘出し、通常の保険内の単焦点眼内レンズとの入れ替え手術を行なう際にも全て自費となり、健康保険を使うことは禁じられています。当然ながら、「自由診療」で支払った高額な多焦点眼内レンズの費用や手術料、その他諸費用は一切戻ってきません。このようなレンズの入れ替え手術を行なうケースが、米国では10％以上、日本でも少なくとも４％以上にものぼることが明らかにされています。

また、日本眼科学会の指針で決められた規約によれば、レンズの入れ替え手術は完全自費となることを患者さんに事前に説明しなければなりません。しかし、このことを説明しない眼科施設があり、ただ「多焦点眼内レンズが不調の場合は単焦点眼内レンズへの入れ替えも可能だ」などということのみを説明し、後で高額な費用をめぐってのトラブルになることも少なくないのです。

④多焦点レンズの数多くの不快な副症状

日本眼科学会の指針には、多焦点眼内レンズのメリットとデメリットをきちんと理解することが必要だと明記されていますが、眼科医の中には高額な多焦点眼内レンズを勧めたいがために、メリットしか伝えない施設も少なくありません。このため、患者さん側も事前に知識を備え、もし多焦点レンズの適応となった場合であっても、そのデメリットについても十分に把握しておいていただくことが必要です。

多焦点眼内レンズの表面にはレコード状の細かい溝が多数あるため、レンズ内に入ってきた光が散乱しやすくさまざまな不快な副症状が生じやすいという欠点があります。

そのため、夜間や早朝、薄暮にはハロー（光の輪やにじみ）・グレア（ぎらつき）・打ち上げ花火のように光が四方八方に散らばるスターバース

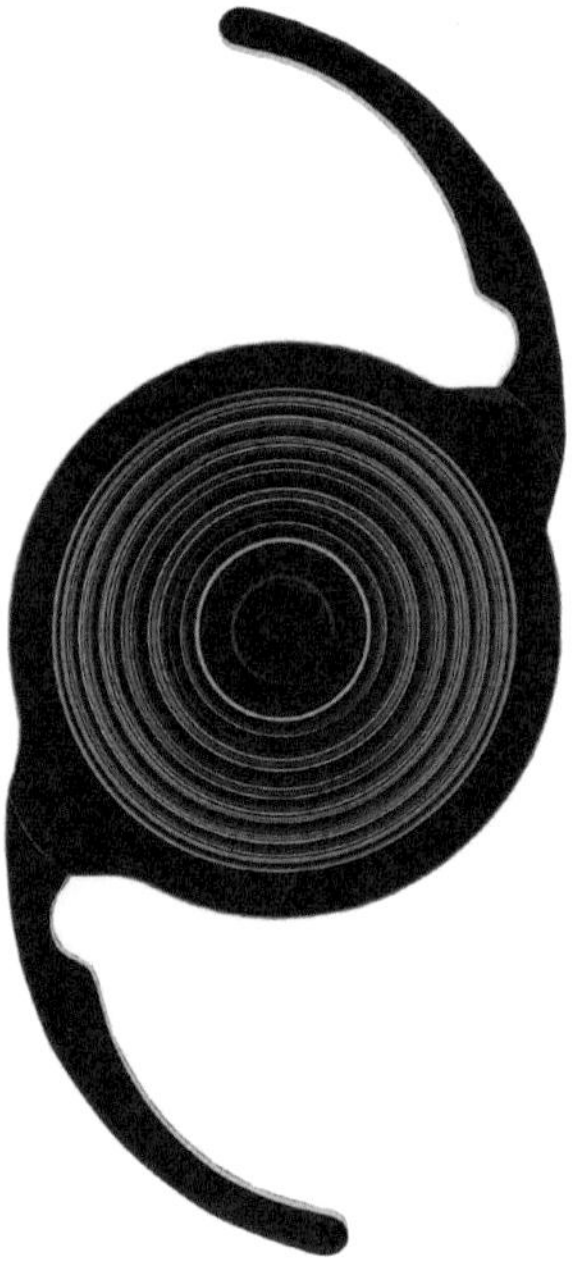

多焦点眼内レンズ
表面にはレコード状の細かい溝が多数入っているため、光が散乱しやすく、さまざまな不快な副症状が生じやすい。

トなどの不快光視現象が見られます。

また、このレンズは光を複数の焦点に振り分けるため、日中も視界が白っぽくかすんだりボヤケて見えるコントラスト視力（見え方の鮮明度）の低下や、まるで眼に油を塗りつけたようにドロッとしてはっきり見えない「ワクシービジョン」、見ている像の横に暗い影が出てくる「ゴーストビジョン」なども生じます。

このように、多焦点眼内レンズは見え方の質が低下するため、夜間や薄暮、早朝などに運転することの多い方や白内障の程度の軽い方などにはお勧めできません。さらに、細かい視力を必要とする職業（歯科医、外科医、眼科医、設計士、デザイン関係者など）や趣味（刺繍やパッチワーク、洋裁、プラモデルなど）をお持ちの方には不向きです。

最近、特に問題となっているケースとして、40代〜50代、さらに60代前半でも白内障の程度の軽い方で高額な多焦点レンズを売り付ける喧伝文句に惑わされて「遠くも近くも見えて、視力も治る」などと思い込み、多焦点眼内レンズを入れる手術を受けた方が大勢おられます。しかし、コントラスト視力の低下やハロー・グレアなどの不快光視現象に耐えられず、多焦点眼内レンズの摘出手術と単焦点眼内レンズへの交換手術をせざるをえなくなり、しかもそれらの

多焦点レンズによる不快な光像（シミュレーション画像）＜AMO 社提供＞

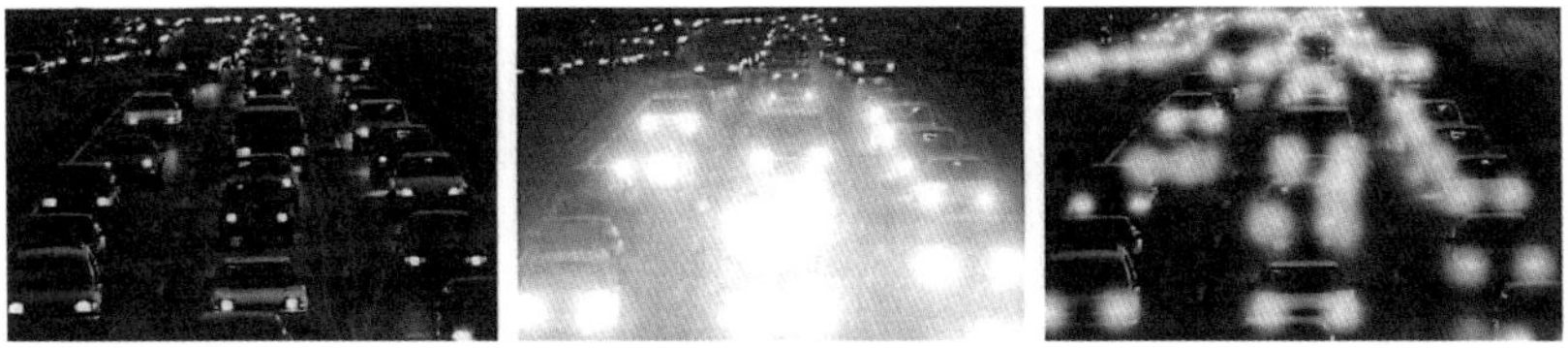

正常の見え方　　グレアの症状（光の首位のぎらつき）　　ハローの症状（光の周囲が輪状のにじみ）

手術は全て自費で行なわれているというのが現状です。

このように、軽度の白内障の方はもちろんですが、手術後の見え方の質にこだわりのある職業の方や、細かいことがとても気になる神経質な性格の方にも、多焦点レンズは向いていないと言えるでしょう。

慶應義塾大学医学部眼科の根岸一乃教授らによる日本眼科学会での調査報告でも、多焦点眼内レンズの手術後の不満点として、①眼のかすみやぼやけなど、コントラスト視力（鮮明な見え方）の低下が不満足度の上位に位置し、次に②術後の遠方視力不良への不満、さらには③グレアやハロー、スターバーストなどの不快光視現象などの不満が多く挙げられています。しかも、手術前の問診や検査結果から、特に他の眼病が無い場合でも術後の不満を回避することは困難であり、「実際に多焦点眼内レンズを入れる手術をしてみなければ不満例の予測がつかない」という事実も現実問題として明らかになっています。

一方、患者さんの性格面でも、非常に神経質な性格の患者さん、あるいは同じことを何度も質問されるような心配性の患者さんに対して説明が堂々めぐりになるような場合も、同様に多焦点レンズは不向きだと報告されています。さらに、多焦点眼内レンズを挿入手術後も、加齢に伴う緑内障や加齢黄斑変性、網膜静脈分枝閉塞症などの眼底出血、また、網膜前膜や網膜裂孔、網膜剥離などの眼の余病の併発により、多焦点レンズの特性のために視力などの視機能が顕著に低下するリスクがあります。加えて、加齢による脳での画像の解析機能低下により、手術後に視力などの視機能が低下する点についても了承が必要であることが指摘されており、注意が必要です。

以上のような例を消去法でふるいにかけると、多焦点眼内レンズが向いていると考えられる患者さんは、65

歳未満の白内障の進んでいる方で、できるだけメガネの使用頻度を少なめに生活したい方、夜間や薄暮、早朝の運転や手先の細かい作業、薄暗い場所での作業をしない生活環境にある方などです。さらに、緑内障などの視神経の病気、糖尿病網膜症や加齢黄斑変性などの網膜の病気、角膜混濁やドライアイなどの視神経の病気、糖尿病網膜症や不正乱視といった眼の余病と認知傾向も無い方で、遠方から近方までほどほどに見えればよいというおおらかな性格と生活環境にある方に向いていると言えます。

⑤多焦点レンズが適さない数多くの症例

多焦点眼内レンズは、人間の眼とは違うしくみで焦点をつくっています。すでに述べた通り、レンズの表面にレコードのような多数の小さな溝があるため、レンズに入った光が散乱しやすく、グレア（ぎらつき）、ハロー（光の輪やにじみ）、打ち上げ花火のように光が四方八方に散らばるスターバーストなどの不快光視現象が、すべての多焦点眼内レンズで生じることが明らかになっています。

さらに日中も、白くかすんでぼやけて見えるコントラスト視力の低下、まるで油が眼に付着したように「ドロッとしてはっきり見えにくい」現象を自覚するワクシービジョンなどの症状が、ほぼすべての多焦点眼内レンズにおいて発生します。

このため、人工の眼内レンズは、人間の自然な水晶体の見え方とは違うということを、しっかり認識していただきたいのです。多焦点レンズは遠方、中間、近方の像が視神経を介して一度に網膜（フィルムに相当）上に集まってきます。私たちの脳は、その多くの複雑な情報の中から見たいものだけを選んでいるのです。

このように、多焦点レンズから入ってくる多くの情報処理を、常に眼と脳は試行錯誤を繰り返しながら、必要な情報だけを拾い出して今まで見ていたような像に置き換えています。北里大学医学部眼科での研究報告でも、このような多焦点レンズでの多くの情報処理と必要な情報だけを拾い出す作業を常時続けることは、眼と脳に相当大きな負担となることが明らかになっています。特に65歳以上の高齢者や、それ以下の方でも緑内障や眼底疾患、角膜疾患など網膜や視神経や角膜などの眼の余病のある方や認知傾向のある方は、手術後の遠方から近方まですべての距離において視力不良となることが分かっているのです。

このような理由から、特にこれらの各眼疾患のある方や高齢者などを含めた非常に多くの症例が、日本眼科学会の指針でも手術適応外となる除外基準とされたり、もしくは十二分なインフォームドコンセントの上で慎重適応とされています。

多焦点眼内レンズの手術適応外（除外基準）、もしくは慎重適応となる数多くの症例

(ア) 例えば、角膜、網膜、視神経に病気のある方、弱視や認知傾向などで手術後に良好な視機能が期待できない方、緑内障による視野障害のある方、ぶどう膜炎にかかっている方などです。

すなわち多焦点眼内レンズは、遠方・中間・近方の各距離に光を分散して振り分けてしまうため、前述のような視機能の弱い方は全ての距離でさらに不良な視力となってしまうので、手術適応外となる除外基準や慎重適応とされているわけです。

角膜の病気に関しては、角膜混濁や角膜外傷だけでなく、不正乱視などを引き起こす円錐角膜や高齢者に

も有病率が高いドライアイも含まれています。また、網膜疾患については加齢黄斑変性や網膜前膜、眼底出血などを生じる糖尿病網膜症や網膜静脈閉塞症、網膜静脈分枝閉塞症、さらに網膜色素変性症、網膜裂孔やその前段階である網膜格子状変性、視野を障害される緑内障、視神経委縮などの視神経の病気と認知傾向や脳の機能に障害のある方なども手術適応外となる除外基準、もしくは慎重適応に挙げられています。

（イ）チン小帯（水晶体を支える組織）が弱い症例

当県をはじめとして九州地区の高齢者にも非常に多い「落屑《らくせつ》症候群」、アトピー性白内障や外傷性の白内障、強い近視など水晶体を支える組織であるチン小帯が弱い場合、単焦点眼内レンズであれば眼内レンズの傾きや偏心にも許容性を発揮して視力を保つことができます。しかし、多焦点眼内レンズでは手術後のレンズの傾きや偏心により、遠方から近方まですべての距離での視力が著しく不良となってしまうのです。そのため、高齢者の方やチン小帯が脆弱な上記のような症例も、日本眼科学会の指針により手術適応外となる除外基準の一つとなっています。

（ウ）高齢者に多い「小瞳孔」の症例

高齢者に多いのが、加齢とともに瞳孔が小さくなる加齢性の縮瞳です。この小瞳孔の症例では、光を分散させる多焦点眼内レンズの機能が十分に発揮されず、かつ、コントラスト視力が一層下がって暗くなるため、手術適応外となる除外基準となります。

長年の眼科医経験から見た「多焦点眼内レンズが向いている人、向いていない人」

向いている人	向いていない人
● 65 歳未満で白内障が進行している方で、眼鏡やコンタクトレンズの使用頻度を減らしたい希望の方（眼鏡やコンタクトレンズが不要となるわけではなく、約 3 割程度の方は何らかの形で必要となることも了承の方） ●網膜や視神経、角膜などの眼疾患が無く、かつ、認知傾向など脳の機能にも疾患の無い方 ●コントラスト視力の低下や、ハローとグレアやスターバーストなどの不快光視現象や遠方視力の低下などの副症状についても承知し、忍容性のある方 ●夜間の運転をされない方（夕方や薄暮、早朝の運転を含む） ●高額な自己負担が可能な方（多焦点眼内レンズの自費負担に加えて、仮に眼内レンズ摘出と入れ替え手術が必要な事態が生じた場合の自費負担の費用などの資金的余裕のある方） ●性格的におおらかで、あまり細かいことにこだわらない方 ●手先の細かい作業や薄暗い場所での作業、長時間の眼の酷使をしない生活環境にある方 ●高齢者に多い「小瞳孔」では無い方 ●高齢者に多い「落屑《らくせつ》症候群」、アトピー性白内障、強い近視など水晶体を支えるチン小帯の脆弱《ぜいじゃく》性が無い方 ●弱視傾向の無い方	● 65 歳以上の高齢の方 （高齢になるほど手術後の視力低下傾向が強い） ●網膜や視神経、角膜や脳の機能などに疾患があり、手術後や経年後に良好な視力が期待できない場合 1）網膜の疾患として、糖尿病網膜症や加齢黄斑変性、網膜色素変性、網膜裂孔や網膜剥離、網膜前膜眼底出血（網膜静脈分枝閉塞症など） 2）視神経の疾患として、緑内障や視神経萎縮など 3）角膜の疾患として、角膜外傷や角膜混濁、ドライアイなど 4）角膜の不正乱視のある方（ドライアイを含む） 5）ぶどう膜炎などの炎症性疾患のある方 6）脳の疾患として、認知傾向や脳動脈硬化などで脳の機能に障害のある方 （眼と脳で多くの視覚情報を処理する必要があり、視力低下症状に加え、不快症状や不眠症状を起こす可能性あり） ●夜間にも運転をされる方（夕方の薄暮や早朝の運転を含む） ●手先の細かい作業や薄暗い場所での作業をされる方、長時間の眼の酷使をされる生活環境にある方 ●細かいことにこだわる性格の方や何度も同じ質問を繰り返しされる方、マイナス思考で満足感を持てない性格の方 ●軽度の白内障で自覚症状があまり無く、「老眼を治したい」などと思って手術を希望される方 ●高齢者に多い「小瞳孔」の方 ●高齢者に多い「落屑《らくせつ》症候群」、アトピー性白内障、強い近視などで水晶体を支えるチン小帯が脆弱《ぜいじゃく》な方 ●弱視傾向のある方

多焦点眼内レンズを勧める眼科医の中には、このような小瞳孔の患者さんに対して、手術中に瞳孔切開（瞳孔の縁を小さなハサミで切開して広げること）を施して、無理にでも多焦点眼内レンズを入れる施設も少なくありません。しかし、小瞳孔の眼に対して瞳孔切開を行なったがために瞳孔が広がりすぎて、ハローやグレアなどの不快光視現象が強くなり、余計な副症状を増やす結果になっています。

このような患者さんには、全て健康保険適用となる単焦点レンズや高次機能非球面単焦点レンズが向いています。小瞳孔によるピンホール効果（手術により水晶体が除去されるので、瞳孔がさらに10％小さくなるため）と単焦点眼内レンズの偽調節効果で、多くの方が不自由なく遠方から近方まで広い明視度を保つことができるのです。

以上の理由により、高齢者に多い「小瞳孔」の方には、多焦点眼内レンズは手術適応外とされています。

⑥多焦点眼内レンズ手術後の視力不良の患者さんへの現在の対処法（レーシックによるタッチアップ法及び眼内レンズ入れ替え手術）

多焦点レンズの場合には、保険診療での通常の単焦点レンズなどとは違い、わずかな屈折ズレや乱視の残存（残余乱視）などで、遠方から近方までの全ての距離で裸眼視力が顕著に低下する傾向が全般的に認められています。その際にはレーシックによる屈折ズレや乱視を矯正する手術（タッチアップ法）が自費診療（片眼で20万円以上）として行なわれるケースがあります。

特に、多焦点眼内レンズを選ばれた患者様の多くは眼鏡をかけずに裸眼で見ることを強く希望するケースがほとんどのため、わずかな屈折誤差や乱視の残存でも受け入れることが出来ないケースが高頻度にあるためです。ただし、レーシックは角膜（黒目）を360度メスで切開した上でレーザー照射を行なうため、角膜の知覚神経が全て切断され、手術後の顕著なドライアイが発生します。もともとコントラスト視力が低下する多焦点レンズでの手術において、レーシック手術の影響でさらにコントラスト視力が一層低下することやドライアイの発生が問題となります。しかも、レーシック手術は自費診療のため、片眼で20万円程度以上が必要となります。

また、選定療養での多焦点レンズでの不調や不満などに対し、保険内の通常の単焦点レンズへの「レンズ入れ替え手術」が行なわれる際には、日本眼科学会の指針でも定められた規約にも明記されている自費での手術となります。すなわち、多焦点レンズの挿入手術後に多焦点レンズを摘出し、単焦点レンズへの入れ替え手術を行なう際には特別な事由を除き、健康保険を使うことは健康保険法における違反行為となりますのでご注意下さい。このため、支払った多焦点レンズとしての保険外併用療養費も返還されず、かつ、高額な自費での「レンズ入れ替え手術」が必要となるため、多焦点眼内レンズの手術を受ける際の費用にはある程度充分な資金的な余裕にも配慮されることが賢明です。

⑦選定療養において現在使用されている主な多焦点レンズの特徴や不快な副症状と金額の暗闇

以下では、選定療養の適用で現在、主に使用されている多焦点レンズについて、解説しておきます。

（ア）３焦点レンズ「パンオプティクス（日本アルコン社）」について

一般に、米国人がパソコンをする操作などの中間距離は60㎝程度といわれています。そこで、中間距離のピークを60㎝に設定することを可能にして、光の半分を遠くに、残りの半分を近くと中間に設計されているため、この3焦点レンズは遠方から中間、近方40㎝くらいまで対応可能なレンズです。しかし、米国人とは違い日本人の場合には、本や新聞、スマホなどをかなり眼元まで近づけて見る生活習慣の方がかなり多いため、このレンズでは中間の40㎝までは見えますが、30㎝からほど近くで物を見る習慣のある方には老眼鏡が必要となる可能性が多分にあります。

この長所として、単焦点レンズに比べればコントラスト視力（見え方の鮮明度）はかなり劣りますが、連続焦点型の多焦点レンズ（シナジー）に比べると比較的良い点です。また、瞳孔径の大きい3ミリ以上の方や夜間など暗所で瞳孔が広がった際にもグレア（ギラツキ現象）、ハロー（光の周りに輪がかかったように滲《にじ》んでぼやける現象）の自覚症状はありますが、連続焦点型の多焦点レンズに比べるとやや少ない傾向があります。このため、30代から50代の比較的若い方で遠方視力が比較的良好であった人で、もともと遠視などがあり、手術後も遠方から中間距離を重視する方には向いているとされています。

一方で、欠点としては、眼に油を塗り付けたように見える「ワクシービジョン」などの副症状もあり、近方を中心に仕事をする方には非常に不向きで老眼鏡が必要になり得ます。また、色収差が大きく色の違和感を手術後に訴える方も認められますので、和洋裁や装飾関係、デザインや絵画、写真など色彩に関わる仕事や趣味を持つ方には注意が必要です。

さらに、手術後の問題点として、この3焦点眼内レンズ（パンオプティクス）では手術後1ヵ月頃から全症例において「グリスニング」や「ホワイトニング」と呼ばれる細かいサイダーの泡のような細かい白色の混濁がレンズの中に生じてきます。そして、経年とともにレンズの混濁が増して白濁化し、コントラスト視力の低下の原因となるのです。また、眼科での診察時にも網膜裂孔や加齢黄斑変性、緑内障、糖尿病網膜症などの眼底（眼の奥）や視神経の病気の診察・治療に支障をきたすことが眼科の学会でも多数報告され問題となっています。

なお、このレンズの「グリスニング」や「ホワイトニング」などによる手術後の副作用をできるだけ抑えるため、アルコン社が製造方法や素材の親水性を工夫することで「グリスニング」や「ホワイトニング」の改善を図った新製品として「クラレオン・パンオプティクス」が発売されています。同社による基礎実験データでは「グリスニング」の抑制効果が報告されていますが、まだ長期的な正式な臨床試験での「グリスニング」や「ホワイトニング」の抑制効果は明らかになっておらず、今後の評価が待たれます。

また、パンオプティクスと同様に中間距離を重視してレンズ設計されているため、近方が見えづらくなりやすく、老眼鏡が必要となり得ます。

これらの3焦点レンズの金額は、前述の理由と事情のため各眼科施設により大きく異っています。例えば、熊本県内の各眼科での開示保険外併用療養費の金額は、クラレオン・パンオプティクスが17万500円～34万円、乱視入りクラレオン・パンオプティクスが19万２５００円～39万５０００円となっています。また、パンオプティクスは15万９５００円～33万円、乱視入りが18万１５００円～38万５０００円と表示されています。

（イ）連続焦点レンズ「シナジー（ジョンソン＆ジョンソン社）」について

シナジーは連続焦点レンズといわれ、遠方から近方30㎝程度まで比較的見えやすい特徴があり、もともと近視などがあり、近方視力を重視する方に向いているとされています。しかしながら、光を多方向に分散し、さらに、遠方から中間・近方までの多くの画像の中から、一つだけを選び出さなければいけないため、眼と脳に相当の負荷がかかることが北里大学医学部眼科の研究結果でも明らかになっています。また、3焦点多焦点レンズのパンオプティクスと比較しても、遠方の視力低下と遠方のコントラスト視力（鮮明度）の低下が明らかになっています。すなわち、「見えることは見えてはいるが、遠方が白っぽくかすんで見える」、遠方の視力が出てはいても「ぼやけて見づらい」などの不快症状があります。また、不快光視現象として、ハロー（光の周りに輪がかかった様に滲《にじ》んでぼやける現象）、グレア（ギラツキ現象）やスターバースト（花火のように光が散って見える現象）などの症状もパンオプティクスよりもさらに強い傾向があります。また、日中も異常光視症（ディスフォトプシア）と呼ばれる耳側の視野の周辺に三日月のような光線や影が見えるという異常光視現象も特徴で、夜間や薄暮、早朝の運転は危険となり、運転なさる方には向いていません。このため、眼科の医療関係者の中では、シナジーは「まぶしいレンズ」との異名もある通り、夜間だけでなく日中も眩しさを強く感じる傾向が明らかとなっています。

以上の理由から、瞳孔径の大きめの方には非常に眩《まぶ》しくて見えづらくなるため、中等度以上の瞳孔径の方には向いておらず、瞳孔の小さい小瞳孔の方のみがシナジーの手術の適応となり得ます。

しかしながら、小瞳孔の方であれば、単焦点レンズや高次機能非球面単焦点レンズ（アイハンス）の手術でも、遠方から中間、近方近くまで良好な視力が得られる上に、全て保険適用されますから金額的にも安心です。しかも、シナジーの欠点でもある不快光視現象やコントラスト感度の低下などの不快な副症状もありません。すなわち、単焦点レンズやアイハンスでは小瞳孔によるそのピンホール効果と眼内レンズの偽調節効果、さらに、近見反応などにより、遠方から近方近くまで良好な視力を得られる可能性が高く、さらに、これらの眼内レンズに当院の「コンフォートモノビジョン法」®での手術を行なうことで、さらに遠方から近方までの広い明視域を獲得して快適な視生活が低額な健康保険のみで可能となります。従って、わざわざ高額な費用と多くの副症状や屈折ズレ、残余乱視などによる、遠方から近方までの視力不良などのリスクを背負って、シナジーでの手術の必要はないという意見も少なくありません。

このように、パンオプティクス及びクラレオン・パンオプティクスならびにシナジーにおいては、高齢者の場合は脳と眼にかなりの負担がかかります。また、仮に50代～60代での手術でも5年～10年後に高齢者特有の緑内障や加齢黄斑変性などの眼病を併発した場合には、視機能が著しく低下するリスクもあります。しかも、手術後の加齢による認知傾向など、脳と網膜や視神経などの機能の低下でさらに視力が出にくくなり、かすんでぼやけて見える症状が強くなることを覚悟する必要があります。

なお、すでに手術前の時点で、緑内障などの視神経の病気、糖尿病網膜症や加齢黄斑変性、網膜静脈分枝閉塞症などの眼底出血を伴う病気、網膜裂孔や網膜前膜などの病気、また、角膜混濁やドライアイなどの角膜疾患や不正乱視、ぶどう膜炎などの余病や合併症がある場合には、多焦点レンズは日本眼科学会の指針でも手術適応外の「除外基準」として手術の基準から外すことが明記されています。しかし、一部の眼科施設では、残念ながら実施されています。

3焦点レンズの項でも、熊本県内の眼科での開示保険外併用療養費の金額の大きな価格差について触れましたが、同様に熊本県を例に取ってみますと、前述の理由と事情により、シナジーの費用は15万4000円〜33万円（乱視入りの場合が17万6000円〜38万5000円）で金額表示されています。

（ウ）**焦点深度拡張型眼内レンズ「シンフォニー（ジョンソン&ジョンソン社）」について**

シンフォニーは、従来の「多焦点レンズの弱点」と言われていたコントラスト視力の低下によるかすみやボヤケを軽減し、遠方から中間までの視力を比較的良好に見えるようにした眼内レンズです。

このため、「老眼を治すための多焦点レンズ」というもともとの目的との矛盾はありますが、コントラスト視力の低下を抑えるため、近方の視力を犠牲にしているので、近方は老眼鏡が必要となり得ます。

ただ、あまり近方の視力にこだわらない方については、比較的遠方から中間までかすまずボヤけずに見えやすいレンズであり、「患者さんからのクレームも少ないレンズ」として、以前（令和2年3月末まで）認められていた「先進医療」で一部の眼科で好んで使用されていました。

しかしながら、ハロー、グレアとスターバーストなどの副症状は多焦点レンズの宿命として出現します。すなわち、シンフォニーでもレコードのようなレンズの刻みの溝が多数あるため、強いハロー（光の周りに輪がかかったように見える現象）やグレア現象（ギラツキ現象）やスターバースト（光が花火のように散って見える現象）が不快光視症状として出現することが知られています。

このため、現在ではシンフォニーに替わって保険適応があり低額で済む低加入度数分節眼内レンズ「レンティス・コンフォート」が遠方から中間までの明視域がほとんど変わらず、かつ、ハローやグレアやスターバーストなどの不快光視現象が非常に少ないため、現在では多く使用されるようになり、以前に比べシンフォニーはあまり処方されなくなっています。

しかしながら、他の多焦点レンズが残余乱視や屈折ズレに対して遠方から近方までの全ての距離で顕著な視力低下をもたらすのに対し、シンフォニーの場合はある程度の残余乱視や屈折ズレに対して裸眼での視力を維持できる許容性もあるため、眼科施設によっては現在も根強く使用されています。

熊本県内での各眼科での開示保険外併用療養費の金額として、「シンフォニー」の費用も前述の理由と事情により眼科施設により大きく価格が異なり、11万円〜22万円（乱視入りが13万2０００円〜27万5０００円）で金額表示されています。

⑧乱視矯正の「トーリック眼内レンズ」はその効果の安定性に問題あり

一般に、高齢者の方でも軽度の乱視に関しては、加齢性の縮瞳（瞳孔が小さくなる）に加えて単焦点眼内レンズの場合には、偽調節効果で中間距離の視力も向上するメリットがあります。逆に、多焦点レンズの場合には、わずかな度数の屈折ズレや乱視の残存（残余乱視）などでも遠方から近方まですべての距離での裸眼視力が明らかに低下することが、どの多焦点レンズでも全般的に認められています。

単焦点レンズの場合には、単焦点レンズで乱視矯正が一般的に必要と考えられている矯正度数は1.5ディオプトリー（以下Ｄ：度の強さを示す単位）を超える乱視であり、約１割程度に存在すると言われています。一方で、多焦点レンズでは0.5Ｄの乱視の残存でも、遠方から近方まで全ての距離で裸眼視力が低下するため、わずかな乱視に対しても矯正が必要となっていきます。

このため、多焦点レンズに関しては、トーリック眼内レンズ（乱視矯正入りの眼内レンズ）がわずかな乱視の症例にも挿入されているのが現状です。そして、多焦点眼内レンズを盛んに奨めている眼科では、トーリックレンズで全ての乱視が解決出来るかのような喧伝をネットなどで広告しています。

しかしながら、このトーリック眼内レンズの最大の問題点は、その効果の安定性が保証されない点です。すなわち、トーリック眼内レンズの乱視の軸に合わせて挿入しますが、１度ズレる毎に矯正効果が３％減弱し、30度以上軸がズレると矯正効果が全くなくなるばかりか、医原性の新たな乱視を生み出すことが判明しています。特に手術後１ヵ月以内は水晶体の嚢（袋）と眼内レンズの癒着がないため、わずかな振動や衝撃などでもトーリックレンズの軸が容易に時計方向に回転する「プロペラリング」という現象を起こし、軸ズレを生じることが明らかになっています。

このため、トーリックレンズを手術で入れた場合、眼科施設によっては患者さんを手術台ごとそのまま病室まで移動させて絶対安静を保たせたり、振動などを避けるため、手術後しばらくは振動を与える乗り物や生活動作は控えるようにとの指導をする眼科施設もあるほどです。また、トーリックレンズの挿入と併せて、保険適用外のストッパーを別途に眼内に挿入して「プロペラリング」による乱視の軸ズレを抑える試みなども行なわれていますが、これらの方法を以ってしても、トーリックレンズの軸ズレを防止する解決法にはなっていないのが現状です。

また、このトーリックレンズの手術後の軸ズレについてははっきりとした原因も明確にされておらず、眼科学会で軸ズレの原因や防止対策について毎年のように議論されていますが、軸ズレを完全に防止することは困難な状況が続いています。

さらに、トーリックレンズの根本的な問題点として、トーリック眼内レンズは乱視の軸が中心に設定してあり、かつ、左右対称にされていますが、人間の眼の乱視は左右非対称で、度数も軸も左右で全く違います。

しかも、ほとんどのトーリックレンズの乱視度数は、最低度数でも1.5Ｄの度数からしかなく、しかも0.75Ｄ刻み毎での度数設定でしかないため、どうしても残余乱視が生じてしまいます。これを完全に矯正するには無理があり、残余乱視などによって多焦点レンズでは遠方から中間、さらに近方まで全ての距離の視力が低下することが問題になっています。しかも、トーリック入りの多焦点レンズのさらに高額な費用も問題となっています。というのも、高額な通常の多焦点レンズの金額に加えて、トーリック入りの多焦点レンズではさらに余分に2万円、眼科施設によっては5万円以上金額を追加して請求されるという実態もあります。

このような多焦点レンズを盛んに奨める眼科によっては、手術前の検査を1回のみとし、後は手術中に「デジタル化手術」などと称してベリオンやＯＲＡ（オラ）システムなどといった術中測定を行なって判断しています。

このような数千万円もの費用の機器を入れ、しかも、そのためのメンテナンス料が毎年180万円以上も要する高額な医療機器の購入費用分が、自由診療や選定療養などでの多焦点眼内レンズ手術の高額な金額にも反映されていることが、業界関係者からの情報により指摘されています。

これに対し、当院では、手術前までに充分な準備を整え、術前検査で少なくとも複数回以上にわたり、かつ、複数の習熟した検査スタッフが複数の高精度の眼内レンズ計測機器にて眼内レンズ度数などの検査を実施するようにし、2回目以降は検査を無料で行ない、入念な準備の上で眼内レンズの度数を決定しています。なお、当院での独自の乱視矯正については第10章で述べますが、このような数千万円もする高額な医療機器などは不要とし、当院では数千円のカメラの電子水準器を利用し、高精度の乱視の軸を決めることができる電子式トーリックマーカー装置を導入して、乱視矯正手術に活用しています。数万円のコストで医療メーカーや一部の眼科が盛んに喧伝する数千万円の「デジタルシステム」と同等の働きをするその有用性により、特許庁に実用新案の登録認可を申請中です。

このように、当院ではより最良の医療をより低価格で提供することを全ての面で追求して行なうよう日々努めています。

⑨超高額な厚労省未承認の「自由診療」の多焦点眼内レンズの価格の暗闇と術後のリスク

自由診療での手術費用については、選定療養での多焦点レンズよりもさらに不明朗な暗い闇の部分があることは事実です。

すなわち、自由診療に使われるレンズは厚生労働省の薬事未承認の眼内レンズのため、外国から輸入代行業者を通して手術する眼科医が個人輸入という形で輸入して購入し、患者さんの眼内に挿入する手術を行ないます。そのため、手術前の検査から手術ならびに手術後の検査、また、薬剤費などを含めて完全な自由診療となり、健康保険が全く使用できません。このため、先述した通り、手術費用が選定療養の多焦点レンズよりもさらに非常に高く設定されています。

現在、自由診療で使われている主な多焦点眼内レンズとして、ベルギー製のPhysIoL社のファインビジョン（片眼で40万円以上、乱視入りが45万円以上）、また、ドイツ製のツァイス社のアトララ（片眼で35万円以上、乱視入りが45万円以上）、及びアトリサ（片眼で60万円以上、乱視入りが65万円以上）などの価格となっています。

さらに、厚労省無認可であるフェムトセカンドレーザーによる部分的なレーザー手術を実施された場合は、オランダ製のレンティスやアクリバ・トリノバ、イスラエル製のインテンシティなどのレンズが使用され、眼科施設によっては片眼で85万円〜100万円を超えるケースも珍しくありません。

しかしながら、このような厚労省の薬事未承認の自由診療による白内障手術は、選定療養の眼内レンズよりもさらに暗い「価格やリスクの闇」の部分がいくつもあることが問題となっています。すなわち、厚労省の薬事未承認で国内では無認可であるため、仮にヨーロッパなどでの認可を受けていたとしても、実際、国内で手術を受けた場合には、手術後の合併症やさまざまな副症状や不利益などでの補償問題が生じたとしても、「厚生労働省の薬事未承認である故に、自己責任である」などとして厚労省では関知されず、手術を受けた医療機関のみとの交渉となります。

このため、平松博士の指摘の通り、このような厚労省の薬事未承認の非常に高額な眼内レンズを眼科でしつこく勧められたり、「〇〇さんにピッタリの舶来性の最高級の眼内レンズがありますよ」などと巧妙に誘導や勧誘をする眼科医も少なくないため注意が必要です。

また、手術後の見え方の不満や不調などのために、単焦点眼内レンズに入れ替える手術をする際にも、支払った高額な自由診療での多焦点レンズ代を含めた費用は当然ながら戻っては来ず、かつ、眼内レンズ入れ替え手術の費用も全て自費となることが日本眼科学会の指針で決められた規約でもはっきりと明示されています。この場合、特殊な例外を除き、健康保険を使用して眼内レンズの入れ替え手術を行なうことは健康保険法の違反となり禁じられています。

しかも、自由診療で使用される非常に高額な眼内レンズとその手術料の内訳において、外国からの眼内レンズ代の納入価格も、また、患者さんへの販売価格も厚生局などへ届出する必要は特にないため、各眼科で自由に決められています。すなわち、例えるならば、納入価格も分からない宝石を非常な高額で2個購入する行為よりもはるかに高いリスクを自己責任で背負う結果になり得ます。

⑩自由診療におけるさらに超高額な「レーザー部分白内障手術」のリスクと数多くのデメリット

レーザー白内障手術は2013年ごろからよく話題となってきた2008年にハンガリーで開発された白内障の「部分手術方法」です。つまり、レーザー白内障手術というと、「レーザー光線を使って白内障を全て除去する夢のような手術方法」であるかのように思われるかもしれませんが、決してそうではありません。フェムトセカンドレーザーというレーザー光線を使って角膜を切開し、前嚢に丸い穴を空け（前嚢切開）、水晶体を分割するまでの処置をメスの代わりにレーザーで行ないます。自らの手を使わずに機械任せの処置のため、この方法を好む眼科医もいます。しかし、このレーザーでは準備や器械の設定だけで10分以上もの時間を要します。

このように、レーザー白内障手術の第一のデメリットとして、通常の手術よりも手術時間が相当に長くなることです。しかも、レーザー白内障手術では、手術の工程の肝心な部分、すなわち、水晶体を取り除くという難しい作業は別所の手術台まで患者さんの移動を要する上に、これまで通りの超音波を使っての手術が必要となります。

これに対し、通常の白内障手術では習熟した眼科医であればレーザーの器械をセットしている間の約10分間の時間の内にそれだけですべての手術が終わってしまいます。さらにまた、悲しいことでありますが、レーザーの器械に前嚢切開や手術創の作製を任せるためにその眼科医の手術技量が極端に低下していくことが明らかになっています。

このように、時間とコストをかけてレーザーで処置したうえ、患者さんを別の手術台に移し、消毒して、またそこから超音波手術を実施することは患者さんにとって心身への相当な負担になりかねません。また、レーザーはコンピューターで制御されるため、眼科医が行なう手術とは違って、コンピュータートラブルが発生した場合に途中で制御がきかなくなり、それらのトラブルに対応出来ない点でも医療事故の原因となるリスクが指摘されています。

第二のデメリットとして、切開創のきれいさという点でも、レーザーは小さな点で切開をするため、切り口を拡大すると、郵便切手の端のようなギザギザになってしまう点です。このため、創口の治癒が遅れ、手術後に眼の異物感も強く出るというデメリットも多くあります。

第三の重要なデメリットとして、レーザー白内障手術が一般に比べ非常に超高額になることです。レーザー白内障手術に使用するフェムトセカンドレーザーは厚労省の認可がないため、保険適応で行なうことはできません。しかも、レーザー手術装置も約５０００万円以上と非常に高額で、メンテナンス費用も毎年数百万円もかかります。

このため、レーザー白内障手術はすべて完全自費診療となる上に、費用も片眼85万円以上で、なかには100万円を超えるケースもあります。しかしこれほど超高額な費用をかけ高額な器械を使用しても、必ずしも患者さんがすべて満足いく良い結果が得られるわけではないことを知っておいていただきたいと思います。

さらに第四の大きなリスクとして、今後、手術中及び手術後の様々な合併症等による患者さんへの不利益が生じた場合にも、厚労省の未承認の故に「自己責任」などとして厚労省では関知されず、手術を受けた医療機関のみとの交渉となるため、レーザー白内障手術や厚労省未承認の自費の眼内レンズ手術を受ける前には慎重な検討が必要であることを理解頂くことが重要です。

これらの多くのデメリットやリスクなどの理由から、事実、一時期すごい勢いで売れていたレーザー白内障手術装置は世界的な傾向で見ても下火となってきています。この事は新しい器械や「デジタル化手術」などと宣伝されていても、それが必ずしも良いものであるとは限らない一例といえます。むしろ、質の高い安全な手術を効率よく低コストで実施することが何よりも重要だと私は考え、これまで長年努力してきました。このことは眼内レンズも同じで、必ずしも新しいものが良いとは限らず、さまざまなデメリットがあることをお伝えしています。

9 健康保険のみで快適な視生活を実現する当院開発の新治療「コンフォート・モノビジョン法」®（特許庁認可登録）による最新の白内障手術

これまでにお伝えしてきたように、多焦点眼内レンズは遠方から中間、さらに近方まで同時に多重の視覚情報を眼から脳へ入れるため、多重な視覚の情報処理が眼と脳において著しい負担となります。その結果、心身の不快症状や「夜あまり良く眠れない」といったさまざまな問題も出てくる可能性があるのです。すなわち、高次機能を含めた単焦点眼内レンズと多焦点眼内レンズとでは、聴覚にたとえれば静かな場所で一つの音だけを聴く場合と、雑音の中から一つの音を聞き取る場合ほどの違いがあります。

このような経緯から、多焦点眼内レンズ研究のフロンティアだった北里大学医学部眼科名誉教授の清水公也博士は、日本眼科学会の眼科専門医に対する教育講演の中でも、多焦点眼内レンズよりも単焦点眼内レンズによるモノビジョン法の優位性をはっきりと示しておられます。

① 「モノビジョン法」は広い明視域を創り出す優れた治療法

モノビジョン法とは、保険適用の単焦点眼内レンズを使って、遠方から近方まで広い明視域がほぼメガネなしで確保できる画期的な治療法です。単焦点なのに、なぜそのようなことができるのでしょうか？　実は左右のレンズの見え方（屈折度数）を少し変えて調整するのです。まず利き眼（優位眼）を遠方に合わせて（正視）、利き眼でないほう（非優位眼）をやや近方寄りに合わせます。いわゆる左右眼の軽い非対称を意識的に創り出します。

以前は、眼科医の間でも左右のレンズの屈折度数は同じ、つまり対称にするのが常識でした。ところが、前述の北里大学の清水公也博士がホンダ技研の創始者である本田宗一郎氏に会った時のこと、彼の眼の屈折度が左右不同視だと聞いて「治しましょうか？」と申し出たところ、「いや清水君、私は右眼で遠くを見て将来を考え、左眼で手元のお金を数えるから、ちょうどいいよ」と言われ、眼からウロコだったそうです。これこそ、まさに生来のモノビジョン法だったわけです。

本田氏のような左右不同視は決して特例ではなく、人間の眼は元来、半数以上の方で左右の屈折度数が0.5D以上違うことが明らかになっています。では、その左右差をレンズによって人工的につくり出す場合、許容範囲はどの程度までかというと、両眼視による立体感覚を維持し眼精疲労の心配もない度数として、従来は屈折度数が1.5D以内の左右差のモノビジョンが推奨されていました。

しかし、最近ではこのようなモノビジョンに

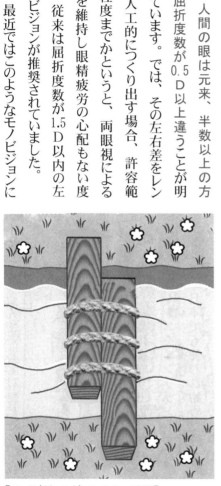

【モノビジョン法のイメージ図】
健康保険が可能な高次機能レンズや単焦点レンズを用いたモノビジョン法のイメージです。２本の短い材木を束ねることで、川をまたぐ橋を完成させて、遠方から近方までの広い明視域を実現します。

使用できる保険適用のレンズとして、単焦点眼内レンズ以外にも低加入度数分節型眼内レンズや高次機能非球面単焦点眼内レンズが加わっています。このため、これらの高付加価値レンズを使用して、0.75～1.25Ｄ以内のミニ・モノビジョンや0.5Ｄ以内のマイクロ・モノビジョンなどで、それまで不便を感じていた調理や運転、階段の上り下り、手元のスマートフォンなど日常生活での遠方から中間、さらに近方までの広い明視域が得られ、しかも立体感覚も保つことが可能になりました。さらに、多焦点眼内レンズで問題となる多くの不快な副症状などもなく、保険診療内の低額で遠方から中間、近方寄りまで、快適な裸眼での視生活を多くの患者さんに提供できるようになりました。

このような経緯から、清水博士も、「人生百年に向けて年齢的な時間軸を考慮しても、加齢に伴い、眼底出血や緑内障、加齢黄斑変性、網膜前膜や網膜剥離などのさまざまな眼底の合併症を併発することが憂慮される。しかし、多焦点レンズではこれらの眼病の合併により、視機能が著しく低下することが明らかになっており、これからはモノビジョン法による視覚調和を目指す時代になっていくと考えられる」と、多くの眼科専門医に対する教育講演でも明言しておられます。

このようにモノビジョン法を推奨されている清水博士の提言の根拠として、第1に加齢に伴い緑内障や加齢黄斑変性と糖尿病網膜症や高血圧性眼底と動脈硬化症などによる眼底出血などの眼の余病発症のリスクが挙げられます。さらに網膜前膜や網膜裂孔と網膜剥離などの加齢性の疾患の発症や、不正乱視の原因となるドライアイ発症のリスクも高くなるために、多焦点眼内レンズ手術後の不適合者の数が著しく増えていくと考えられるからです。併せて、多焦点眼内レンズによるコントラスト視力などの視機能の低下や不快光視症状などの副症状も、加齢により増大していきます。

第2に、加齢によって瞳孔が小さくなり（縮瞳）、単焦点眼内レンズによる偽調節効果も期待できることです。つまり加齢性縮瞳は、瞳孔径に依存する多焦点眼内レンズには非常に不利となりますが、縮瞳によるピンホール効果を利用できる単焦点眼内レンズを用いるモノビジョン法では「偽調節効果」により有利となるのです。

第3には「人生100年」の年齢的な時間軸をたどると、多焦点眼内レンズではこのような加齢性の眼疾患に加え、手術後に年を重ねていくにつれて脳機能の低下などの影響を強く受け、視力など視機能の低下がより進みやすいことが指摘されています。これに対して、モノビジョン法では、時間の経過とともに視機能が徐々に向上することが判明し、手術前のメガネ所持率9割に比べて手術5年後には約2割以下にまで減少していたのです。一方で多焦点眼内レンズの手術を受けた症例で、術後の日常生活で約3割以上が何らかのメガネを必要としていることと比較しても、モノビジョン法は低コストの上に、老後の長期の視生活においても非常に有用であると考えられます。

②健康保険のみで遠方から近方まで広い明視域で快適な視生活を実現する当院開発の「コンフォート・モノビジョン法」®（特許庁認可登録）

当院での白内障手術の重要なポイントとして、いかに患者さんの希望に合った眼内レンズと適正な度数を入れるかに注力しています。さらに、保険適用内の単焦点眼内レンズや低加入分節型眼内レンズ（レンティス・コンフォート）や高次機能非球面単焦点眼内レンズ（アイハンス）においても、片眼手術に比べて、両眼加算効果により遠方の良い視力だけでなく、より良好な近方から中間距離の視力も得られるようになります。

さらに、これらの保険適用内の高付加価値眼内レンズなどを用いて従来のミニ・モノビジョンとマイクロ・モノビジョンの両者の長所を統合させた当院独自の「コンフォート・モノビジョン法」®という治療法を開発し、治療法として特許庁に認可登録されています。この新しい治療法である「コンフォート・モノビジョン法」®では、患者さんがどの距離を一番見たいかをきちんと確認した上で、まず利き眼の手術で最適な距離の視力に合わせます。そして、利き眼の手術からできるだけ1〜2週間程度空けて、利き眼に対してベストマッチな眼にして差し上げるための手術戦略を立て、レンズと度数を的確に選び、他眼の手術を実施することで、両眼での遠方から近方までの広い明視域を創り快適な視生活を実現できるように努めているのです。

このため、当院では、白内障の手術が必要となり実施が決まったら、次に大事な点として、患者さんの職業や生活習慣、趣味などのライフスタイルを中心に、どの距離が最も大切かを聴き出す問診にも注力しています。一般に、人は無意識に行動していることが多く、普段は当たり前のように取っている視距離は、本人が考えているよりもっと重要なものです。

日本眼科学会総会での北里大学医療衛生学部の川守田准教授による高齢者の生活習慣における眼を使う距離の調査研究報告によれば、運転や散歩などの遠方視力以外に、食事や調理、運転時のカーナビや計器、趣味の囲碁や将棋、麻雀などの特に中間距離を、かなりの頻度で見ていることが分かってきました。

このような点から、当院では保険診療内での単焦点眼内レンズ以外の低加入度数分節型眼内レンズ（レンティスコンフォート）、および高次機能非球面単焦点眼内レンズ（アイハンス）などの使用や、これらのレンズの特長を生かした「コンフォート・モノビジョン法」®により、健康保険のみの低額で遠方から中間、近方までの広い明視域での快適な視生活の実現を図っています。

③患者さんの生活スタイルで選ぶ「コンフォート・モノビジョン法」®

それでは実際に、患者さんはどのような点を考慮して、当院のスタッフと一緒に眼内レンズや度数を決めていけば良いのでしょうか？　実例を挙げて説明していきましょう。

（ア）車の運転を日常的によくされる方

高齢の白内障患者さんでは、免許更新のために手術を考える方もかなり多くいらっしゃいます。運転以外にもカーナビや計器盤もよく見たいという希望があれば、利き眼を正視に合わせ、他眼を−0.5Ｄ〜−0.75Ｄの軽いモノビジョンにすると、とても具合が良いと好評です。レンティスコンフォートやアイハンスの使用で、快適な視生活が実現できます。

ただし、トラックやタクシーの運転業務などで長時間遠方距離での精密な視力を重視する方には、モノビジョン法ではなく両眼とも正視に合わせ、手元の細かい文字などをしっかり見ようとする時のみ軽い度数の老眼鏡やＣＭでも有名なメガネ式ルーペ（商品例：ハズキルーペ）などを使用することをお奨めしています。

（イ）もともと近視があり、室内で過ごすことが多く、時々運転もされる方

−0.5D程度のレンティスコンフォートまたはアイハンスを使用して軽度の近視に合わせることで、遠方の視力も1.0程度見えて中間距離もよく見え、近方もほぼ不自由なく見えるため、すべての距離において非常に高い満足度が得られます。

なお、運転せずに屋内で過ごすことの多い方や、近視が強い割に弱いメガネをかけていて物を近づけて見るクセのある方、あるいは室内でメガネなしで生活したいと希望される方などの場合には、レンティスコンフォートやアイハンスを用いることで遠方の視力を0.8程度に合わせながら、中間（約70cm）～近方（約30cm）まで良好な視力が維持できる「コンフォート・モノビジョン法®」が適しています。

（ウ）もともと遠視で、遠くがよく見えるほうがよい方

若いころは正視の方でも、年を重ねると水晶体の弾力が低下して硬くなるため、多くの方が遠視になります。遠視は遠くが良く見えると勘違いされやすいのですが、実際には加齢に伴い遠近両方が見えづらくなり、遠近両用メガネが必要となります。

高齢者で老眼鏡などが苦にならない方は、両眼とも正視に合わせてレンティス

ライフスタイルに合わせた『眼内レンズ』の選び方（例）

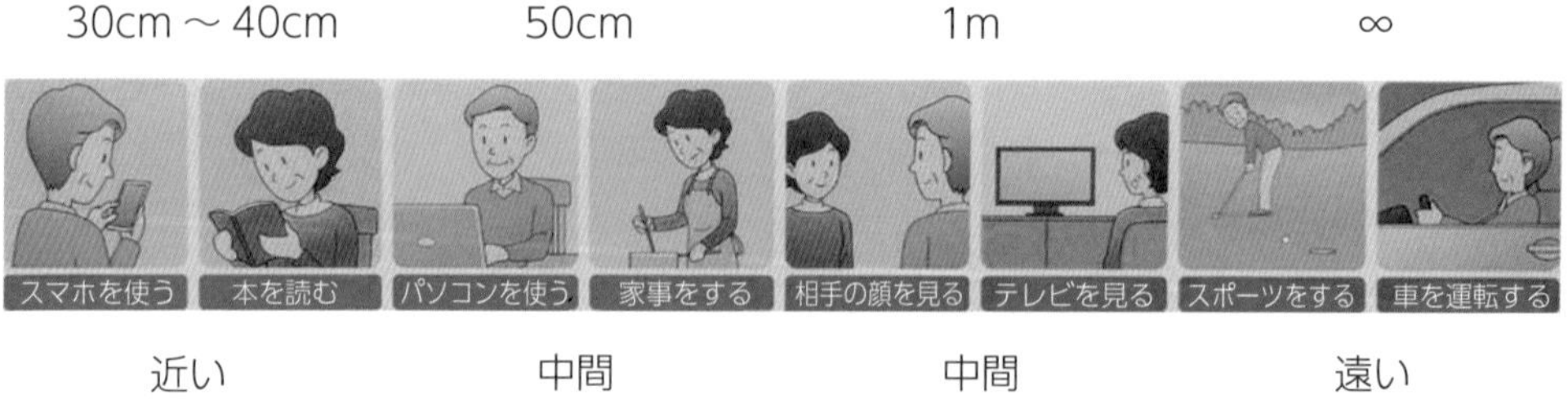

コンフォートやアイハンスを使用することで、遠方だけではなく中間距離まで満足が得られます。手元で細かい文字を近付けて読んだりする近方視の際には老眼鏡が必要となりますが、「コンフォート・モノビジョン法」®によって利き眼を正視にして他眼を軽い近視にすることで、遠方から近方まで裸眼でもほぼ不自由なく快適な視生活を楽しめます。

④手術後もメガネを使用することに抵抗のない人は、希望通りに使用する

かつて、「メガネは顔の一部です」というＣＭのキャッチコピーがありました。長年、近視のメガネに慣れ親しんでいて、すでに身体の一部となっているようで、かけていないと落ち着かないという方もおられます。日常生活でも中間から近方が裸眼で見えればよく、遠方を見たい場合はメガネをかけるので、多焦点レンズに比べてコントラストの良い単焦点レンズで何の問題もないようです。このような方の白内障の手術の場合も、その方の希望を尊重して軽度の近視を残すような眼内レンズの度数で手術をし、モノビジョン法は行なっていません。

なお、メガネには、視力の矯正以外に眼の表面全体をカバーし、紫外線やブルーライトのカットや高齢者に多いドライアイを予防する保湿効果、眼の保護効果など、多方面で眼を護る効果もあり、眼の健康と保護のために有用な医療器具です。

⑤「コンフォート・モノビジョン法®」や多焦点レンズを使わなくても単焦点レンズ手術後にメガネがいらない人

高齢の白内障の患者さんで単焦点眼内レンズの手術を実施し、しかも、モノビジョン法を使わなくてもメガネなしで不自由しないという方も少なくありません。これまでの話と矛盾するようですが、左右の眼の屈折度数が同じでも、運転などの遠方視から手元の新聞やスマホも裸眼で読める方が少なからずおられます。

多焦点眼内レンズを奨める眼科では、「単焦点眼内レンズでは1点しか見えないので、多焦点眼内レンズにしたほうが良い」などとして、多焦点眼内レンズの手術へと誘導するネットサイトや著書も少なくありません。しかし、加齢に伴い瞳孔が小さくなる「加齢性縮瞳」によるピンホール効果や近見反応とともに適度の乱視や単焦点眼内レンズの「偽調節」などの相乗効果によって、裸眼で遠方から近方まで不自由なく見えるため、80歳代後半から90歳代のかなり高齢の方でも快適な視生活を送っている方が少なからずおられます。

事実、「私も主人も単焦点眼内レンズなのに、メガネなしで遠方から近くまで見えて不自由なく生活できています。多焦点眼内レンズは高価なだけで、かえってぼやけて見えづらくなるだけでしょう」などとおっしゃる方も少なくありません。

すなわち、単焦点眼内レンズには多焦点眼内レンズとは違って、鮮明度の高いコントラスト視力に加えて加齢性の縮瞳や近見反応、適度の乱視や眼内レンズによる偽調節効果による広い明視域も得られる非常に優れたレンズであることを改めて患者さんから教えられています。

10 丁寧さと安全確実性を求めた最良の白内障手術を追求して

救急医療などの現場では速さが求められることも多いでしょうが、眼科に関して手術時間の短さを自慢げに喧伝したりすることは「百害あって一利なし」と言っても過言ではありません。人生一〇〇年時代において、これからも長い老後の視生活が快適になるか否かを左右する非常に大事な手術であり、カーレーサーのようにリスクを背負って時間の短さだけを競っても全く意味がありません。それよりも、細心の注意を払って丁寧に安全に確実な手術を施す努力が求められるのです。

①「急がず確実に丁寧に」をモットーにして

当院での「極小切開法」（ＭＩＣＳ）による白内障手術そのものは、通常の症例ではほぼ10分前後で終了しますので、患者さんからすると非常に負担の少ない手術という印象であると思います。ただし、これは通常の症例の場合であり、高齢者に多くある組織が脆弱《ぜいじゃく》な落屑《らくせつ》症候群や、水晶体核の濁りが高度に進行してまるで石のように硬化した白内障の症例になるほど手術の難度が高くなり、細心の注意を払いながら慎重を期して手術を行なうため、所要時間は延びていきます。

白内障手術を行なっている一部のクリニックでは「手術はすべて数分で終わる」などと、時間の短さだけをマスコミなどで喧伝している施設も見受けられます。しかし、時間に追われて手術を急いで行なうことにより、さまざまな術中合併症のリスクや術後の問題点が生じやすいため、眼科の手術では安全で安定した手術を行なうのが本筋です。当院では「急がず確実に丁寧に」をモットーに、お一人おひとりに合った手術を行なっています。

言い換えれば、眼の手術はデリケートなため、手術を急ぎすぎて傷の大きさが1ミリ違ったり、速さを優先するあまり超音波手術での吸引時に水晶体以外に周りの虹彩や水晶体嚢まで破ってしまい、思いもかけぬ重大な術中合併症が起きる危険性もあります。高速で走るカーレーサーが、突然の事態に対応できず壁に激突するようなものです。

このため当院では、最新の手術機器と熟練したスタッフの下でも、決して手術の速さを求めて急ぐことはせず、一工程ごとに最新の光学顕微鏡できちんと目視確認をして、手間を惜しまず質優先の手術を行なっています。

②患者さんの安全に配慮して、両眼同日手術はしない！

最近、白内障手術において両眼を一度に行なう眼科施設が出てきていますが、患者さんの利便性を建前にして病医院の効率を優先する考えには賛成できません。「一度に両眼の手術をすることが優秀な医師の証拠だ」などと喧伝する一部の眼科医によって、思い違いをされる患者さんもおられるかもしれません。しかし、以下に述べる理由から、当院では特に患者さんの希望がない限り、片眼の手術からできるだけ1～2週間以上空けて、先に手術したほうの眼とのコンビネーションを考え、当院で開発し実施している「コンフォート・モノビジョン法」®の治療法を含めたもう片方の眼の手術戦略を立てるように努めています。

すなわち、当院で両眼両日手術をしない理由の一つは、両眼でのトータルな最良の視力のために、両眼の広い明視域をつくったり、患者さんの仕事や日常生活のさまざまなシーンに最もマッチする眼となるように、じっくり時間をかけて見極めるためです。

２つめの理由は、白内障手術後に眼に細菌感染が起こる「術後眼内炎」のリスクを避けるためです。「術後眼内炎」は白内障手術の２０００～３０００件に1件の割合で発症するきわめて少ない合併症ですが、ひとたび発症すれば緊急に病院での処置が必要な病気です。

このような2つの主な事由からも、一部の眼科医が両眼を同時に手術したがる裏には、病医院側の効率優先の意識があると見られます。しかし、このようなやり方では、重篤な術後眼内炎が同時に両眼に発症する危険性があり、良識ある医師なら決して推奨できないはずです。

③術後感染症の徹底予防を実践

手術後の感染症を防ぐために、当院では手術用器具の滅菌消毒および眼部の徹底した消毒、滅菌した手術用器具の症例ごとの使用に、開業以来ずっと継続して取り組んできており、術後感染防止の実績を永く今日まで積み上げてきています。

さらに手術室内の換気には、細菌やウイルスを除去する高精度のＨＥＰＡフィルター装置を使用して手術室をクリーンルーム化し、手術領域をＩＳＯ国際規格のきびしい基準であるＮＡＳＡ基準の清浄度クラス

100以下に保っています。

このような当院での白内障の術後感染防止対策について、これまで日本白内障屈折矯正手術学会総会でも講演をして、同学会の多くの権威ある識者の眼科医の方々からも高い評価を頂いています。

（ア）手術中の抗菌薬持続点眼法と手術直後の広域有効性の抗菌点眼薬の局所注入療法による強力な感染防止法「ショート&ストロング法」®で、迅速な感染防止を図る

当院では、手術開始前から終了時までの抗菌薬による独自の感染予防法を編み出し、徹底した感染防止を図っています。その方法とは、手術中の持続点眼法と手術直後の広域有効性の抗菌点眼法を用いた結膜内の注入療法による強力な感染防止法（ショート&ストロング法）です。手術後に眼内で細菌が増殖する前の適切な時期に、強力な感染防止の対策を講じるもので、この当院の方法は日本眼科手術学会総会でも講演して同学会の権威の多くの眼科医の方々からも高い評価を頂いています。

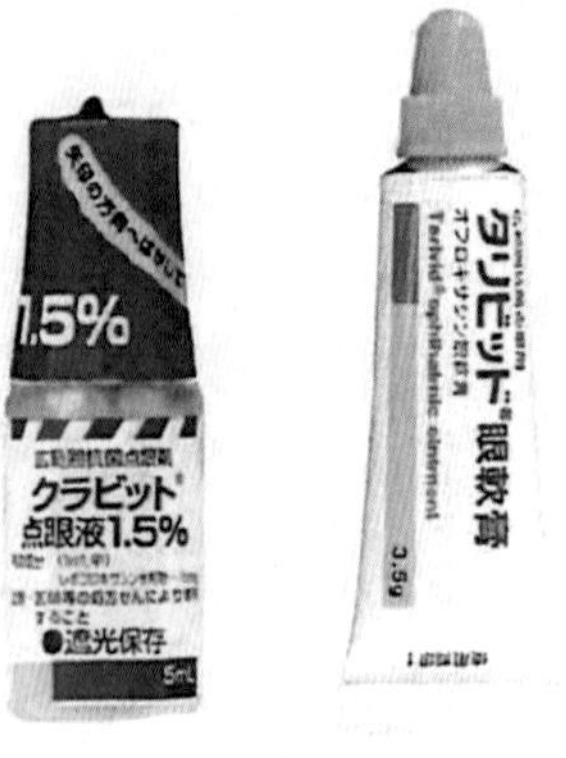

広域有効性の抗菌点眼薬

（イ）手術日及び手術後の回復期に、患者さんの搬送サービスを実施（独居の高齢の方や共働きのご家庭が多いため）

現在、ほとんどの病医院で白内障手術は日帰りで実施されています。できるだけ患者さんが暮らし慣れた環境の中で、自宅の慣れた

寝具でリラックスして休んでいただけるメリットは非常に大きいものがあります。ただ、高齢の方の場合、手術直後の通院が面倒などの理由で、手術を諦めてさらに悪化するまで半ば放置するケースも少なくありませんでした。

このような事情と経緯から、当院では日帰り手術の際にも患者さんの安全な通院のためのサポートとして、環境に優しいハイブリッドの送迎車を使用して、習熟した経験豊富な運転手による患者さんの搬送サービスを行なっています。こうして当院開業当初から、実績としてすでに1万2500例もの患者さんの白内障手術を無事に実施してきています。

（ウ）手術1週間前に、手術前後の生活上の注意点と共に、手術前後の〝命綱〟となる治療点眼薬での無菌療法についての手術説明会を開催

当院では、手術予約時にだけでなく、手術前検査時に加えて手術の約1週間前にも患者さんのための説明相談会を複数回に渡って念入りに行ない、手術前の諸注意や生活指導、そして手

●点眼薬の使用方法

①手を石鹸と水又はぬるま湯でよく洗ってください。

②下まぶたを軽く引き、2～3滴を確実に点眼します。このとき、容器の先が皮膚やまつげに触れないように清潔に注意しましょう。

③それぞれの目薬の点眼後は静かにまぶたを閉じて、まばたきをしないで約2～3分間、目をつぶっていてください。

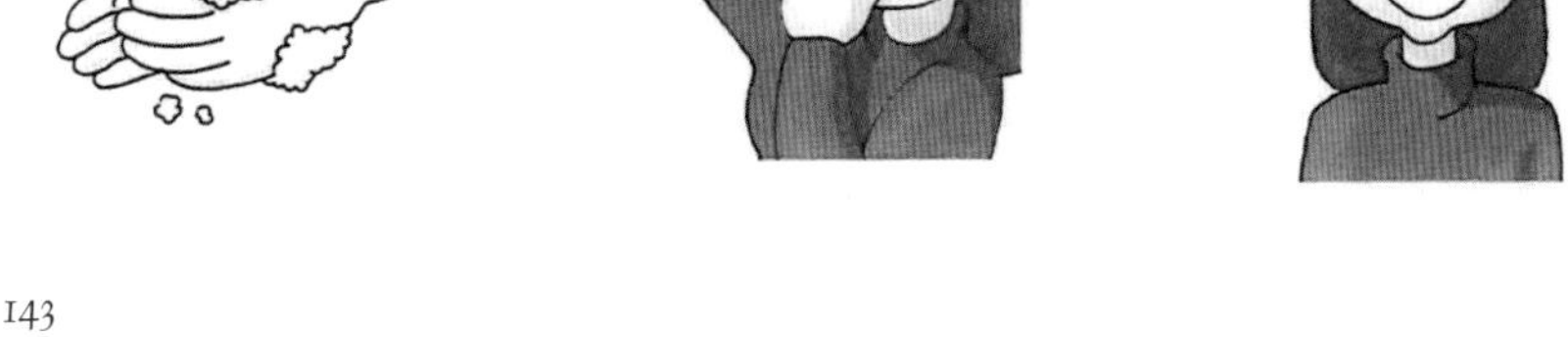

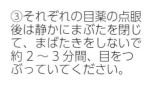

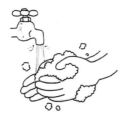

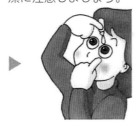

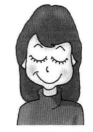

術前後の〝命綱〟となる最も強力な抗菌剤「クラビット」などの点眼薬での治療についての説明を、看護師と薬剤師が協力して懇切丁寧に行なっています。手術前から行なう点眼の実体験を通して、正しい点眼法を身に着けていただくように配慮しているのです。

このような方法で手術後の創口からの細菌感染を予防することが、非常に有用であることが当院での長年の手術実績からも明らかに実証されてきています。

また、手術に関する患者さんの不安を解消するための説明用のカラーパンフレットやＤＶＤなどの解説資料を独自に作成し、患者さんとご家族からの理解と協力を頂けるよう図っています。

④当院での残余乱視の治療法（ＬＲＩ法）

正常な眼においても、角膜や水晶体が完璧な球体であることはなく、程度の差はあれ楕円形をしています。そのため、眼球の縦方向や横方向にもともと幾分かの歪みがあるのです。つまり、誰にも多少の乱視があるというわけです。

しかし当院では、わずか2ミリという世界最小の「極小切開法」（ＭＩＣＳ）という小さな創口から手術を行なうので、術後に新たな乱視を生じるリスクはほとんどありません。

しかし、乱視は角膜乱視と水晶体乱視の足し算です。角膜と水晶体の両方に乱視がある場合、「極小切開法」（ＭＩＣＳ）による白内障手術で水晶体を取り除けば、水晶体乱視は解消します。ところが角膜乱視が残っているため、それが残余乱視として出てくることがあるのです。

第8章後半で詳しく解説した通り、軽度の乱視であれば単焦点眼内レンズでは、その偽調節効果で中間視力も向上するメリットがあります。しかしながら、乱視矯正のためのトーリック眼内レンズでは手術後に眼内レンズの乱視軸が回転してしまう「プロペラリング現象」により、その効果の安定性に問題があることが眼科学会の報告でも明らかになっています。

このため当院では、手術前からの乱視により、術後に患者さんの視力や生活上の快適さにもし不便が生じた場合には、「角膜輪部減張切開術」（ＬＲＩ）を実施しています。この方法は、米国でリンドストローム博士が開発し、米国眼内レンズ屈折矯正学会（ＡＳＣＲＳ）でも講演され、さらにそれを基調として九州大学眼科学教室出身の福山会里子医師により、日本人用ＬＲＩのノモグラム（実施基準表）が作成され、日本白内障屈折矯正手術学会（ＪＳＣＲＳ）でも講演されています。このノモグラムを礎にして、当院でも必要な患者さんに適切に角膜輪部減張切開術を行なっています。

角膜輪部減張切開術（LRL）のイラスト

乱視軸に合わせて角膜輪部を切開します

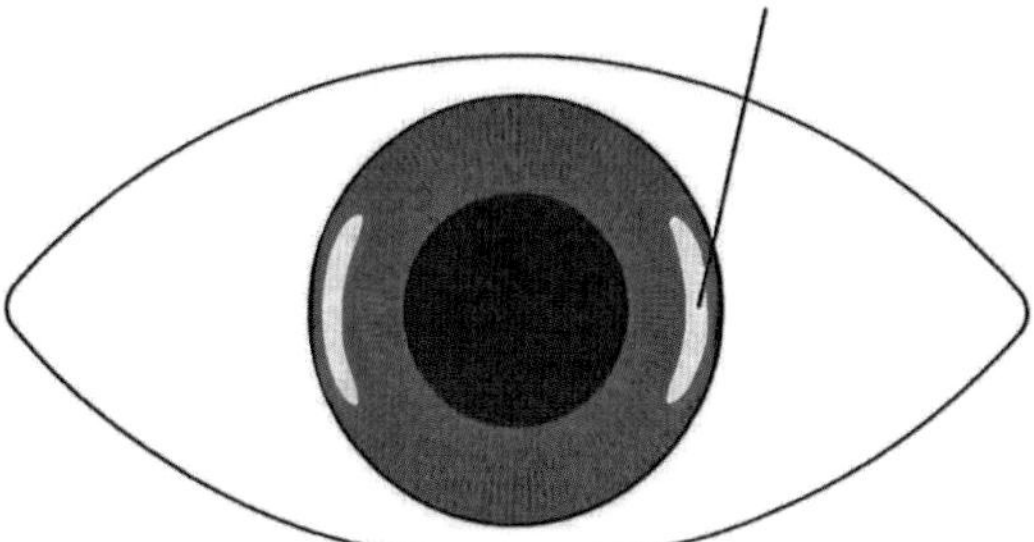

⑤「後発白内障」治療にも、最新の「ＹＡＧ《ヤグ》レーザー治療」で快適な視生活を維持

当院独自のＹＡＧレーザー治療で遠方から近方までの広い明視域の向上を図る

白内障の手術後は、ほとんどの患者さんが眼の機能を回復しますが、しばらく期間が経ってから少し眼がかすんだり、見えづらいと感じたりすることがあります。その原因として最も多いのは、手術後に10～20％の割合で生じる「後発白内障」による症状です。

手術後に、眼内レンズを固定するために残した水晶体の後ろの袋（後嚢）が、時間が経つうちに混濁して「後発白内障」を生じることがあるのです。つまり、白内障手術後も残された後嚢が経年的に混濁する現象であり、分かりやすく例えるならば、スマホの画面に張り付けた透明なフィルムが、時間の経過とともにシワが寄ったり皮脂などが着いて汚れてきて、次第に画面が見えにくくなっていくようなものです。

特に多焦点眼内レンズでは、光を遠方から近方まで多方面に分散させるため、後発白内障により著しい視力低下とコントラスト感度の低下をもたらします。

これに対して、単焦点眼内レンズでは、多焦点眼内レンズと比較しても「後発白内障」に対する視力の維持力が高く、もし患者さんが不便を感じた場合には、当院では最新のＹＡＧレーザーという機器を使い、まず混濁した後嚢の中央部領域のみの切開で視力を回復させます。そして、その「ピンホール効果」により、単焦点眼内レンズにもかかわらず、遠方から近方までより広い明視域の向上を図ることができるのです。

この治療は外来での治療によりわずか数分間で終了し、痛みも全くなく、患者さんも安心して治療いただけます。

11 大切な手術前の準備と手術後のケアについて

手術前に、医師は患者さんの日常の視生活などについて多くの情報が必要です。もちろん患者さんのほうでも自分を理解してもらうような情報を提供することが、満足のいく手術を受けるためには大切なことです。このような理由から、「日常生活の中でどの距離を中心に見たいのか」などの見え方の希望についても、術後の満足度の向上のために遠慮せず具体的に分かりやすく伝えましょう。

①手術の前に必ず伝えてほしいこと

患者さんへの問診でよく訊かれる事項を挙げてみましょう。

・どのような眼の症状がありますか？（左右の眼それぞれにおいて見え方の不具合、日常生活への影響など）
・症状は、いつごろから出てきましたか？
・症状が出る前の左右の見え方は？（以前は見えていたのかどうか）
・強い近視や遠視、乱視はありましたか？
・老眼鏡を使用していますか？　使用し始めた時期は？
・糖尿病や高血圧などの病気はありますか？　薬などを服用していますか？
・男性の方で前立腺肥大の内服をしていますか？

・薬剤アレルギー（過去に内服や注射での蕁麻疹《じんましん》や気分不良など）
・打撲やけがなど、過去に眼の外傷を受けたことがありますか？
・家族に眼の病気になった方はいますか？　どのような病名ですか？

特に、他の眼の病気や眼の外傷歴などについて眼科主治医に伝えることは、白内障余病の診断に役立つだけでなく、手術時の注意点について配慮する上で非常に重要です。

また当院では、内科や整形外科など全身病の主治医の先生にも診療情報提供書をお届けし、２ミリ「極小切開法」（ＭＩＣＳ《ミクス》）の方法や期日をお伝えして、主治医の先生の下での治療の状況や処方されている薬も教えていただくようにしています。

お体に持病のある方は、できるだけ患者さん自らどのような薬を服用しているか、さらに過去にどんな病気をされたかも必ずお伝えください。「他の病気は眼とは関係ない」などと考えて、話しそびれる患者さんもおられますが、体の病気は意外と眼に関係している場合もあるのです。

例えば、糖尿病や動脈硬化、高血圧などの血管系の病気は眼科での眼底検査で発見できることが多いので見逃せません。また、男性の前立腺肥大の治療薬は、虹彩が柔らかくなる副作用もあり「フロッピーアイリス症候群」と呼ばれています。このため、前立腺の治療薬を服用している患者さんの白内障手術時には、超音波を使ったりレンズを挿入する際に、細心の注意を払って手術を行なうのです。

このため事前に、お薬手帳やかかりつけの病医院の薬剤情報提供書を確認させて頂いています。

②手術後に生活上で気をつけたいこと

白内障手術後の生活は、翌日からでも疲れすぎない程度にテレビを見たりして、眼を使っても構いません。

仕事への復帰は比較的早い時期にできますが、患者さんの眼の状態と全身の病気などやお仕事の内容によって多少違ってきますので、看護スタッフに事前にご相談ください。

なお、手術後の療養による労務不能の期間は「傷病手当金」の支給が可能ですので、必ず事前にご相談ください。

また、手術後は、新しい視界の見え方に眼の感覚が慣れるまでには数日かかりますので、車の運転などは医師の指示に従い、手術の翌週ごろからご自身の責任で、十分気をつけて運転してください。

また、よく見えて調子が良い場合でも、定期健診は受けるようにしましょう。個人差はありますが、老眼鏡などのメガネを必要とされる方は手術後2～3週間くらいの時期で処方します（以前のものは度数が合わなくなって、使えなくなることが多いためです）。もし、メガネ処方をお急ぎの方は、来院時にスタッフにご相談ください。

◇手術後の感染防止のための大事な注意点

手術後は、細菌などの感染を防止するために、眼の周りを清潔に保つことが最も大切です。汚れた手で触ったり、汚い水を眼の中に入れないように気をつけましょう。

同時に、医師の指示通りに、抗菌薬などの点眼薬も忘れずに必ず指示通り使用してください。

手術直後は眼が充血したり、赤くなったりすることがあります。また、ゴロゴロしたり涙が出たり、眼がかすんだりする症状が出ることもありますが、手術後も指示通りに点眼薬を使用し、定期的な主治医の治療を続けることで、これらの症状も数日から約1~2週間ほどで治ります。

ただし、万一、急激な視力低下を感じたり、著しい眼脂と眼痛症状の自覚があった場合には、細菌の感染による化膿性の炎症が発生している可能性もありますので、すぐに主治医の緊急連絡先に連絡をして診察をお受け下さい。

■お薬について

点眼薬は、手術翌日の診察後より、手術後の感染防止のために必ず指示通り点眼してください。飲み薬は手術当日から内服して下さい。他院の薬も一緒に飲んで構いません。頓服薬で痛み止めが出ていますので、万一、痛みを感じる時には我慢せずにお飲みください。

■食事について

食事はいつも通りで結構ですが、アルコールやタバコは手術後の眼の回復に支障をきたすため、手術後1週間までは控えましょう。糖尿病の方は、できるだけ2週間はお控えください。

■お風呂について

翌日から入浴可能です。ただし3~4日程度は、熱いお湯や長湯は避けましょう。

洗顔は2～3日後から可能ですが、眼に水が入らないように注意して、清潔なタオルで軽めに拭きましょう。その際、眼を強く押したりこすったりしないようにご注意ください。シャンプーは5日間は控えましょう（ドライシャンプーや美容院での洗髪は可能です）。ただし、シャンプー液やお湯が眼に入らないように洗ってください。

■その他

手術後から約1週間は保護メガネをかけていただき、眼を保護します。手術した眼はまだ弱いので、強くこすったり何かにぶつけたりしないように注意してください。テレビや新聞は、疲れない程度に見て結構です。家事も大丈夫。仕事に出る時期は、仕事の内容や通勤の条件などで違いますので、看護スタッフにご相談ください。

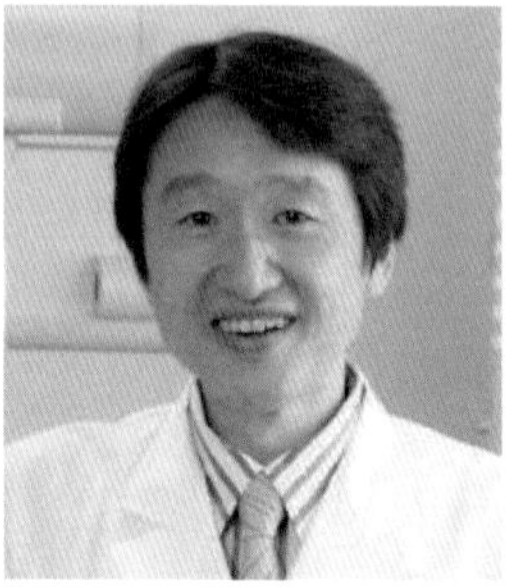

村上　茂樹（むらかみ　しげき）
1959年、山口県萩市生まれ。
順天堂大学医学部卒業。同大学院医学研究科博士課程修了（高齢者の失明予防医学を研究）。
医学博士／順天堂大学客員教授／日本眼科学会認定眼科専門医／日本東洋医学会認定漢方専門医／日本抗加齢医学会認定専門医／日本ブラインドマラソン協会医事委員／日本医師会認定健康スポーツ医（医学生時代には箱根駅伝連覇にも貢献）

世界最小でわずか2ミリからの「極小切開法《ごくしょうせっかいほう》」(MICS《ミクス》法）と最高品質の眼内レンズによる白内障手術に併せ、「低侵襲法」による緑内障との同時手術（MIGS法）ならびに眼瞼下垂症などの眼瞼形成手術と共に県内でも稀少な緑内障治療の「選択的レーザー線維柱帯形成術」（SLT）及び網膜治療の「マルチカラーレーザースキャン法」による眼に優しい無痛のレーザー光療法も実施。

さらに、緑内障、白内障、眼底疾患やドライアイなどの眼病の予防と治療に有用な『水素ガス温熱眼科療法』®を国内で初めて導入し、眼科学会専門医と共に東洋医学会漢方専門医と抗加齢医学会専門医の3冠を有する史上初の眼科医として、栄養・漢方治療も併せた眼科の統合医療を実施。

特に、その解りやすい解説及び堅実な医療と眼科手術が身上で、日本眼科学会等での学術講演や論文ならびに著書多数。また、新しい治療法と医療器具の発明特許や実用新案なども多数。

医療法人　湘悠会　むらかみ眼科クリニックホームページ
http://www.murakami-ganka.com

白内障健康保険のみで広い明視域と快適な視生活を実現最賢療養法

2023年12月15日　初版

著者　村上　茂樹
発行　創流出版株式会社
制作　熊本出版文化会館
熊本市西区二本木3丁目1-28
☎096（354）8201（代）
【販売委託】武久出版株式会社
東京都江東区亀戸8-25-12
☎03（5937）1843　http://www.bukyu.net
印刷・製本／モリモト印刷株式会社
※落丁・乱丁はお取り換え致します。
ISBN978-4-906897-83-4　C0047

定価はカバーに表示してあります